VOU TE CONTAR

NAOMI WATTS

VOU TE CONTAR

Tradução
Carolina Simmer

1ª edição

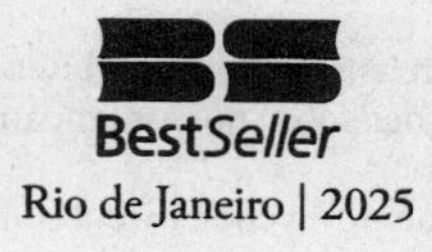

Rio de Janeiro | 2025

TÍTULO ORIGINAL
Dare I Say It: Everything I Wish I'd Known About Menopause

TRADUÇÃO
Carolina Simmer

REVISÃO TÉCNICA
Rodrigo Aus

CIP-BRASIL. CATALOGAÇÃO NA PUBLICAÇÃO
SINDICATO NACIONAL DOS EDITORES DE LIVROS, RJ

W35v Watts, Naomi, 1968-
Vou te contar : tudo o que eu queria que tivessem me falado sobre a menopausa / Naomi Watts ; tradução Carolina Simmer. - 1. ed. - Rio de Janeiro : BestSeller, 2025.

Tradução de: Dare I say it : everything I wish I'd known about menopause
ISBN 978-65-5712-452-9

1. Menopausa - Obras populares. 2. Menopausa - Humorismo. I. Simmer, Carolina. II. Título.

24-95641

CDD: 618.175
CDU: 618.173

Meri Gleice Rodrigues de Souza - Bibliotecária - CRB-7/6439

Texto revisado segundo o novo Acordo Ortográfico da Língua Portuguesa.

Esta obra é comercializada sob o entendimento de que os autores e a editora não estão envolvidos na prestação de serviços médicos, de saúde ou de qualquer outro tipo de serviço profissional personalizado. Alguns medicamentos e tratamentos aqui retratados não estão disponíveis no Brasil. Busque se informar com seu médico a respeito dos tratamentos disponíveis no seu país. Antes de adotar quaisquer sugestões deste livro ou de fazer inferências a partir de seu conteúdo, o leitor deve consultar um médico, profissional de saúde ou outro profissional capacitado. A editora e autores não se responsabilizam pelo uso indevido ou autoadministrado dos medicamentos mencionados na obra, bem como por eventuais consequências decorrentes da adoção de quaisquer remédios descritos. O conteúdo literário é de caráter meramente explicativo e não substitui a orientação de um profissional da área da saúde ou outro profissional capacitado.

Direitos exclusivos de publicação em língua portuguesa para o Brasil
adquiridos pela
Editora Best Seller Ltda.
Rua Argentina, 171, parte, São Cristóvão
Rio de Janeiro, RJ — 20921-380
que se reserva a propriedade literária desta tradução.

Impresso no Brasil

ISBN 978-65-5712-452-9

Seja um leitor preferencial Record.
Cadastre-se e receba informações sobre nossos lançamentos e nossas promoções.

Atendimento e venda direta ao leitor:
sac@record.com.br

Para as gerações de mulheres que sofreram em silêncio.
E para as próximas: que elas não sofram mais.

SUMÁRIO

PREFÁCIO

Dra. Mary Claire Haver

Conheci Naomi Watts quando fui convidada para contribuir como especialista médica no lançamento da Stripes Beauty, marca de produtos de beleza que oferece orientações para mulheres que estão na menopausa*. Na época, eu estava há um ano e seis meses me dedicando a atender exclusivamente pacientes nessa fase da vida no meu consultório particular, e o aumento na procura por tratamentos de autocuidado para lidar com as mudanças perceptíveis que essas mulheres começavam a notar em seus corpos não me passou despercebida. Eu admirava o trabalho de Naomi como atriz e a ideia de ela ajudar suas contemporâneas a encarar tais necessidades me despertou interesse. E, agora, tenho a honra de escrever o prefácio deste livro incrível e de enorme importância!

Quando a conheci pessoalmente, vi como Naomi é sincera ao falar da própria experiência com a perimenopausa e dos desafios que enfrentou com relação à fertilidade. Essas experiências alimentaram seu desejo de construir uma comunidade para que outras mulheres não fossem pegas de surpresa. Ela, assim como eu, acredita que não devemos ficar desampara-

---

* O climatério é a fase de transição entre o período reprodutivo e o não reprodutivo da mulher, caracterizado por uma gama de modificações endócrinas, biológicas e clínicas, compreendendo parte da menacme até a menopausa. Essa, por sua vez, é definida como o último período menstrual, identificado retrospectivamente após 12 meses de amenorreia. O intervalo, do início dos sintomas de irregularidade menstrual até o final do primeiro ano após a menopausa, é chamado de perimenopausa. Como o termo "menopausa" é amplamente difundido para se referir ao período de transição como um todo, escolheu-se sua utilização a fim de facilitar a leitura. [*Nota do R.T.*]

das ao lidar com os desafios da transição menopáusica. Sempre admirei o fato de ela não querer vender "curas" (que não existem) para a menopausa, mas focar transmitir informações que lhe foram úteis, oferecendo apoio a outras mulheres.

Em 2022, Naomi começou a participar dos simpósios sobre o tema organizados pela The Swell, uma comunidade criada para ajudar as mulheres a reinventar a forma como envelhecem. Fiquei empolgadíssima para me conectar presencialmente com uma plateia empenhada e interessada que estava passando pela menopausa. Esses encontros também me ajudaram a aprender muito sobre mim mesma, me deram acesso a descobertas científicas e tratamentos para a menopausa e me apresentaram a um grupo de médicos com a mesma linha de pensamento — agora conhecido como "a menopanelinha" —, que estão revolucionando o tratamento, os estudos e conceitos da menopausa.

O movimento para repensar a menopausa ganhou força, em grande parte, graças a mulheres como Naomi, que tiveram a coragem de se expor e dizer "Não vou mais ficar calada em relação ao que eu passei". Tratando-se de uma atriz famosa de Hollywood, esse pronunciamento foi acompanhado pelo risco adicional de ser banida da indústria do entretenimento, um espaço conhecido por descartar mulheres que se mostram abertas às complexidades do envelhecimento feminino. Mas também veio com todas as vantagens de usar o glamour de sua imagem para ajudar a acabar com o estigma atrelado à menopausa, e até de fazer esse momento da vida parecer mais descolado.

Para muitas de nós, a perimenopausa e a menopausa propriamente dita geram mudanças inesperadas em todos os aspectos, desde o tom da pele e a textura do cabelo até a saúde sexual e questões de humor e memória. E a mulher de meia-idade (ou mais ou menos de meia-idade) precisa de apoio para lidar com tudo isso, seja na forma de um médico que finalmente a escute, seja na forma de uma amiga que esteja passando pela mesma situação. Ao ser sincera sobre as próprias experiências e as de suas amigas ao lidar com o choque da menopausa, Naomi valida a vivência de outras mulheres e as faz sentir menos sozinhas.

Porém, ela vai além. No processo de escrita deste livro, Naomi consultou uma série de renomados especialistas em menopausa nos Estados Unidos. A perspectiva clínica desses profissionais oferece um apoio muito útil a mulheres que estejam passando pela transição menopáusica e oferece conselhos práticos.

Há anos Naomi vem compartilhando sua história e seu conhecimento em simpósios e entre pessoas de seu convívio. Com *Vou te contar*, sua coragem, sua sinceridade e seu humor oferecem alívio e incentivo muito necessários para um grupo ainda maior de pessoas. Admiro Naomi por dedicar estas páginas a um relato tão sincero a respeito das próprias experiências e por compartilhar uma sabedoria tão profunda e orientações tão úteis. Este é um presente valioso para a comunidade que se dedica à educação a respeito da menopausa!

INTRODUÇÃO

O que é a menopausa?

— Parece que você está chegando à menopausa — anunciou o médico quando eu tinha 36 anos e estava tentando entender a dificuldade que encontrava para engravidar.

Quase caí da maca de exame.

— Como assim? — perguntei, com a respiração ofegante. — *Menopausa*? Isso é coisa de gente mais velha! Eu ainda nem sou mãe! Foi por isso que eu vim aqui, inclusive! Quero ser mãe! Retire o que disse!

Eu tentei fazer piada, mas a verdade era que estava implorando para que aquilo fosse mentira. Tive medo de que meu sonho de gestar tivesse chegado ao fim.

Sentada no consultório, em choque e me culpando, lembrei que minha mãe certa vez mencionou que tinha entrado na menopausa aos 45 anos — mas 45 parecia muito distante de 36. E, para falar a verdade, eu nem sabia direito o que era a menopausa — exceto pelo provável fim da minha carreira como atriz, a qual tinha deslanchado bem mais tarde do que acontece com a maioria dos atores. Com 30 e poucos anos, comecei a ouvir que em breve as ofertas de protagonistas desapareceriam. Seria esse o fim sobre o qual tinham me alertado? Implorei ao médico por mais informações.

Ele explicou que, tecnicamente, a menopausa é um único dia, a data quando se completa um ano inteiro desde a última menstruação. Em média, isso costuma acontecer aos 51 anos, e podemos passar o tempo que antecede a menopausa — na fase hoje chamada de "perimenopausa" — experimentando uma série de sintomas associados à diminuição do estrogênio, os mais comuns sendo suores noturnos, ciclos irregulares, variações de humor e ganho de peso. (E por falar nisso, agradeço pela recente adoção do termo "perimenopausa", que, segundo o dicionário Oxford, entrou para o léxico da língua inglesa no início dos anos 1930; o termo "menopausa" foi cunhado em 1821 por um médico francês chamado Charles-Pierre-Louis de Gardanne; já estava na hora de aumentarmos nosso vocabulário!)

Fazia um tempo que vinha tendo suores noturnos, mas nenhum médico tinha prestado atenção nisso — e eu consultei muitos, porque, sempre que há uma preparação para um novo filme, é necessário passar por exames médicos. Sabe quando você chega a um consultório e recebe um questionário gigantesco? Por anos marquei "suores noturnos" em cada um deles. E em todas essas ocasiões o sintoma era associado a estresse, ou à síndrome pré-menstrual, ou a uma reação alérgica a algo que havia comido ou bebido — talvez os sulfitos do vinho? E eu aceitava essas explicações. Vivia cansada ou estressada por conta do cronograma puxado das gravações ou por viagens internacionais de divulgação dos filmes em que atuava.

Quanto tinha trinta e poucos anos, meus ciclos menstruais começaram a diminuir, às vezes durando entre 15 e 18 dias. Achei esquisito. Mesmo assim, nunca me ocorreu que isso poderia estar relacionado à menopausa. Mas ali, sentada no consultório, descobri que meus ciclos irregulares e suores eram sintomas da perimenopausa, e não tinham a ver com o estresse causado pelo cronograma noturno de gravações nem pela taça a mais de vinho no jantar.

A ficha foi caindo enquanto eu ia embora: minha menstruação logo chegaria ao fim e, com ela, qualquer esperança de uma gravidez. Pensei em ligar para a minha mãe. Começaria a conversa em um tom amoroso, cheio de carinho e empatia por tudo que ela havia passado como uma mulher da sua geração: "*Cacete*, mãe!" Por que ela não tinha me contado mais detalhes sobre essa transição inevitável?

Um tempo depois, tive a oportunidade de perguntar como tinha sido a experiência dela.

— Minha menstruação foi diminuindo aos poucos — disse ela. — Tive altos e baixos emocionais por muito tempo, alguns anos de sintomas, mas, depois dos 45 anos, não menstruei mais, e foi isso!

Comentei que não acreditava como era possível ter passado tanto tempo sem saber desses detalhes.

— Acho que nunca tive esse tipo de conversa com você porque minha mãe nunca falou sobre isso comigo — respondeu ela.

Como algo tão comum poderia ser um tabu tão grande? E por que eu, uma pessoa relativamente moderna, que fazia check-ups anuais e tinha passado a vida inteira rodeada de mulheres de mente aberta e muito inteligentes, nunca tinha escutado um "Atenção, aqui vão os detalhes sobre esse negócio que vai acontecer com você em algum momento no futuro e as sensações que isso pode despertar"?

Será que um dos motivos para o silêncio em relação à menopausa poderia ser que as mulheres acham normal *sentir dor*?

A Dra. Sharon Malone, ginecologista de Washington, chefe da equipe do Alloy Women's Health e uma das principais especialistas em menopausa nos Estados Unidos, disse para mim: "Acho que uma das coisas que precisamos entender, algo comprovado por muitos estudos, é a normalização do sofrimento como parte da feminilidade. Sofremos com cólicas e com a síndrome pré-menstrual. Sofremos no parto. Em geral, condições que só afetam mulheres são pouquíssimo estudadas. Porque espera-se que as mulheres sofram, e isso não é visto como algo que precisa ser corrigido. Nós somos exageradas. Somos histéricas. *É tudo coisa da sua cabeça.* Essa percepção infeliz ainda é muito comum na medicina. As mulheres ainda sentem que ninguém as escuta, as enxerga, que ninguém acredita no que dizem. E esse é o problema."

A conscientização a respeito da menopausa vem ajudando mulheres a conseguir tratamentos melhores, mas ainda há muita desinformação, e isso é extremamente desanimador. Alguns anos atrás, meus filhos me ouviram falando que estava na menopausa. Tive curiosidade em saber qual seria a percepção deles a respeito dessa fase da vida, então perguntei o que sabiam sobre o assunto. Será que diriam algo sobre eu adentrar uma nova fase poderosa, sobre as anciãs sábias e as práticas de vilarejos antigos, sobre como Helen Mirren só se tornou famosa na meia-idade?

— Não é nessa época que as pessoas fazem xixi na cama? — perguntou uma das crianças.

— Não é quando as velhinhas morrem? — sugeriu a outra. — Você está morrendo?

— Não! — respondi. Então pensei, *Todo mundo vai morrer um dia, né?* E comecei a piorar minha situação: — Quer dizer, sim, mas não, mas...

Se a história da nossa vida fértil é uma aventura que começa na puberdade e termina na menopausa, por que pouquíssimas pessoas falam sobre o fim dessa odisseia e o que acontece depois dela? Por que a menopausa não faz parte da educação sexual, de cursos para casais nem de quaisquer conversas que nos preparem para os desafios da vida? Quem sabe uma observação rápida quando você menstrua pela primeira vez: "Parabéns! Você está começando uma jornada de fertilidade durante a qual pode ou não gerar filhos. O auge da fertilidade geralmente acontece aos 20 anos e então ela começa a diminuir. Depois dos 35 o processo de declínio tende a ficar acelerado. Em média, os ciclos param de vir aos 51 anos, mas isso pode acontecer antes. Fique atenta."

Desde então, muitos médicos me disseram que há uma epidemia de diagnósticos errados em mulheres, que vão desde fibromialgia até fadiga crônica, síndrome do intestino irritável e depressão, quando, na verdade, elas só estavam na perimenopausa.

Anos atrás, me peguei tentando explicar tudo isso para uma amiga mais jovem. Eu a alertei de forma bem enfática a não ignorar sintomas nem minimizar problemas de saúde, e a não descartar a possibilidade de menopausa sem ter feito mais exames.

— É um absurdo que tenhamos tão poucas informações! — reclamei. — Por que parece que tudo é um grande segredo? Por que não compartilhamos todas as informações que descobrimos por conta própria e apuramos o que deu certo para as outras? Por que não existe um manual?

— Eu leria um livro sobre esse assunto — disse ela. — Por que você não escreve?

Por muito tempo ignorei esse conselho. Eu estava apavorada. Além disso, não sabia nada sobre o tema — só que o momento se aproximava, e eu estava me cagando de medo. Desde que comecei a atuar, ouvia dizer que chamar atenção para a idade — quando essa idade não é 23 anos ou menos — é o mesmo que cometer suicídio profissional. Diziam que eu jamais conseguiria trabalhos se admitisse que estava na menopausa, ou mesmo na perimenopausa. O termo fofo que Hollywood usa para essas mulheres é "brochante".

Todo ano, 2 milhões de mulheres norte-americanas entram na menopausa. São quase 6 mil por dia. Estamos falando de 1 *bilhão* de mulheres em todo o mundo. E mesmo assim eu me sentia completamente sozinha. A falta de informação sobre a transição me causava vergonha e medo, e quase acabou com minha chance de ser mãe. A verdade era que eu vinha apresentando sintomas de perimenopausa havia algum tempo, mas ninguém tinha me explicado o que eles significavam. Ao ouvir uma mulher se queixar de questões como suores noturnos, ansiedade e insônia, os médicos deveriam interpretar como um sinal para informá-la sobre a perimenopausa e a menopausa.

Até consigo compreender a relutância dos médicos em entrar nesse assunto. Após alguns anos imersa no tema e conversando individualmente com alguns profissionais da área, passei a entender como o tempo da consulta é limitado para tratar de um tema tão extenso. Em uma consulta de 15 minutos com uma paciente, para que jogar essa bomba? O mensageiro certamente seria morto. Se o meu médico não fosse lindo pra cacete, eu mesma teria dado um tabefe nele! Por que não fazer apenas o preventivo ou pedir um exame de sangue e, se a mulher estiver preocupada, prescrever um antidepressivo ou um calmante? Assim, a conversa sobre a menopausa é adiada para outro dia e, com sorte, vira problema de outro médico!

Não há dúvida de que mulheres entre 40 e 50 anos já sofreram *gaslighting* do sistema de saúde, e isso gerou consequências reais para seu bem-estar, mesmo que atualmente exista uma tendência maior a dar atenção para a menopausa e as várias formas de aliviar seus sintomas. E esse alívio é possível! Mais adiante vou falar sobre como a Terapia de Reposição Hormonal (também chamada de TRH, ou apenas Terapia Hormonal [TH]) me ajudou, e quais pontos devemos esclarecer caso você esteja pensando em adotá-la. Neste livro usarei o termo terapia de reposição hormonal, porque assim me foi apresentado, e virou um hábito me referir dessa maneira ao tratamento.

Acho que vale refletir sobre as origens desse silêncio em relação à menopausa. Talvez tenha ligação com a misoginia, o patriarcado e o etarismo? E com o desejo das mulheres de não ser um incômodo para ninguém? Mas por que nós achávamos que nunca precisar de ajuda era o ideal a ser seguido?

Tem sido muito surpreendente perceber as maneiras como eu mesma me silenciei influenciada pelo sexismo. Percebi que não temos que agradar os outros. Não precisamos constantemente ficar facilitando tudo para as pessoas. Nós podemos ocupar espaços. Podemos falar das nossas necessidades. Podemos ser assertivas!

Também passei a acreditar que não existe nada mais sexy do que uma mulher que sabe o que quer. Todos os bons relacionamentos profissionais e pessoais — e médicos — exigem comunicação. Não devemos ter vergonha ao falar sobre os detalhes da menopausa — como passar por ela, quais podem ser os sintomas, e não apenas dizer "Ah, talvez você sinta calor em algum momento". Mas queremos também os *detalhes sórdidos*. Eu não sabia que minha pele ficaria tão ressecada ou que infecções urinárias e problemas gastrointestinais poderiam se tornar recorrentes, muito menos tinha noção da longa lista de questões subjacentes associadas ao climatério. Estava louca atrás de informação a respeito da menopausa, e é óbvio que ninguém em Hollywood daria um pio sobre o assunto. Todos nos comportávamos como se, entre os anos de protagonistas sedutoras e os papéis de avós, as mulheres simplesmente... sei lá, desaparecessem?

Fui ficando cada vez mais indignada, até chegar ao ponto de não me importar mais com as potenciais consequências para minha carreira. Caramba! Se eu precisava de informação, era provável que outras mulheres também precisassem. Àquela altura, já havia uma década que eu lidava com a menopausa, então pensei que talvez — só talvez — tivesse algo a oferecer para as novatas.

Em outubro de 2022, fundei uma empresa chamada Stripes Beauty com o objetivo de suprir várias necessidades práticas de mulheres da minha faixa etária (por exemplo, um lubrificante íntimo e um hidratante corporal concentrado para ajudar com o intenso ressecamento que acompanha a meia-idade). Os três pilares da Stripes Beauty são educação sobre a menopausa, comunidade e soluções que atendam do couro cabeludo à vagina. Seguindo a mesma linha, comecei a escrever este livro, que tentará explicar todos os aspectos da menopausa aos quais tive acesso. A ideia é que ele seja a fonte de informações que eu tanto quis ao sair arrasada e completamente apavorada daquele consultório médico.

Escrevi este livro para qualquer pessoa que esteja passando pela menopausa e tentando entender o que raios está acontecendo, e também para quem ainda for passar por ela e quiser se preparar com antecedência, sem ter que encarar surpresas, como aconteceu comigo. Nunca quis ser porta-voz de nada. Mas a conversa sobre a menopausa exige que sejamos sinceras, escandalosas e, ouso dizer, até um pouco *deselegantes. Pooorra!*

Uma das coisas mais engraçadas que aconteceram depois que comecei a falar sobre o assunto foi: agora, celebridades aleatórias me mandam mensagens para contar que entraram na menopausa. É como se eu estivesse do outro lado do confessionário, ou como se fosse a conselheira de Hollywood. Mas eu gosto disso! Dou a elas as boas-vindas, contribuo com indicações de médicos ou com o que mais elas quiserem, o que costuma ser apenas alguém que as escute sem julgamentos. Neste livro, direi a você tudo o que digo para elas, torcendo para trazer detalhes suficientes, a fim de poupá-la de todas as pesquisas que eu tive de fazer enquanto passava por essa transição.

Para que fique claro: não sou médica (nunca nem interpretei uma médica no cinema, mas já fiz o papel de uma parteira), mas conheci muitos médicos desde que comecei a tagarelar sobre menopausa. Sempre me considerei alguém que tem o dom para unir pessoas — dando um jantar, produzindo um filme ou organizando um torneio de pickleball (sim, já fiz isso). Confio nos meus instintos quando se trata de identificar pessoas talentosas.

E foi exatamente o que fiz aqui. Para trazer as informações mais atualizadas e as histórias mais inspiradoras, reuni especialistas brilhantes (como ginecologistas, psicólogos e dermatologistas) e um grupo diverso de mulheres fascinantes com histórias sobre a menopausa, indo desde uma amiga na casa dos setenta anos cuja vida sexual está melhor do que nunca até uma mulher com quarenta e muitos que teve um ataque de pânico em um programa ao vivo na televisão.

Como podemos tornar essa a fase mais empoderadora e empolgante de nossas vidas como mulheres? Esse é o momento em que estamos no auge da experiência no trabalho, nos relacionamentos e em relação ao nosso corpo. Sabemos o que temos a oferecer ao mundo. Não precisamos da permissão de ninguém. Para entrar sem medo na poderosa e divertida era diante de nós, basta termos ferramentas e informação.

CAPÍTULO UM

ZONA DE DESCONFORTO

Quando eu tinha 42 anos, pouco depois do nascimento da minha filha mais nova, comecei a ter sintomas fortes e consistentes de menopausa. O mais intenso eram os suores noturnos. Mas, de vez em quando, também sofria ondas de calor durante o dia. Eu tenho memórias marcantes de duas delas.

Uma vez, eu estava em um avião. Parecia que eu estava sufocando. O calor foi avassalador, porém a sensação foi menos como estar em um clima quente e mais como estar morrendo de vergonha. A única coisa que eu pensava era *Ai, meu Deus, preciso sair daqui agora!*. Mas eu estava no assento do meio e já tinha levantado umas duas vezes para ir ao banheiro — para o incômodo do meu colega de fileira, que ficava me olhando de soslaio. Então só fiquei parada, desejando estar em qualquer outro lugar que não fosse ali. Se houvesse um botão de ejetar meu assento, eu o teria apertado, logo depois de dar o dedo do meio para o cara na poltrona do corredor.

A outra ocasião ocorreu durante uma viagem divertida com amigos em um barco no oceano Pacífico. Era uma das primeiras tentativas de tirar férias glamorosas com os meus filhos pequenos, e eu estava toda feliz de poder curtir o mar, usando uma roupa bonita de verão. De repente, fiquei encharcada. Eu mal estava vestida, mas senti a necessidade de arrancar absolutamente tudo e pular no mar. Mesmo se a gente estivesse numa área infestada de tubarões, meu pensamento seria *Preciso entrar na água fria agora.*

"Foi nesse ano que a coisa ficou séria de verdade", me contou uma mulher sobre a experiência de perceber que entrava em uma nova fase da vida. Apesar de já apresentar os sintomas clássicos associados à dilatação e constrição de vasos sanguíneos (ondas de calor, suores noturnos, palpitações cardíacas), ela passou a senti-los em praticamente todas as partes do corpo: variações de humor, incluindo depressão, ansiedade, irritabilidade e raiva; mudanças na pele, incluindo, de algum jeito, ressecamento e oleosidade; dificuldade para dormir; queda de cabelo junto com o crescimento cruel de pelos no rosto; ressecamento vaginal e problemas sexuais associados a isso; perda de libido; enxaquecas; névoa mental; infecções urinárias; problemas gastrointestinais; incontinência; e até zumbido nos ouvidos. Ela e os médicos demoraram um tempo para entender que *tudo isso* estava associado à menopausa.

O sintoma mais associado à menopausa é o fenômeno chamado de "ondas de calor". (Alguns médicos também preferem o termo "fogacho", porque a sensação é mais parecida com uma labareda, mas vou seguir com "onda", pois é o termo com o qual estou mais acostumada.) Elas podem ser uma das questões mais incômodas, ainda mais porque ocorrem nos momentos menos convenientes, afinal podem ser motivadas pelo estresse.

Minha amiga Sarah descreveu as ondas de calor que sentia da seguinte forma: "Passei a ter a estranha obsessão de ficar mudando de posição na cama durante a noite e ficar sentindo o lençol, e me impressionava com a sensação: era como se alguém tivesse acabado de remover um cobertor elétrico na temperatura máxima, de tão quente! Para mim, a maior surpresa em relação às ondas de calor é como elas são diferentes de um dia abafado de verão. Elas são intensas e repentinas. Estou me sentindo bem... estou me sentindo bem... *Ai, meu Deus, alguém pega um ventilador! Joguem gelo em mim! Não ligo de ficar pelada em público!*" Segundo ela, essa fase da vida podia ser resumida como "arrancar a roupa enquanto visito faculdades com meus filhos".

Já perdi a conta de quantas histórias escutei de mulheres que estavam em uma reunião de trabalho importante ou tendo uma conversa difícil com o parceiro, quando, do nada, começaram a suar em bicas, parecendo estar em uma aula de hot yoga enquanto todo mundo ao redor se sentia confortável. Quando tive uma onda de calor pela primeira vez, pensei: *Quem aumentou a temperatura? De quem é a culpa?* É mais ou menos quando sua calça não fecha e você tem certeza absoluta de que a máquina de lavar a encolheu.

Para mim, os suores noturnos eram normais, embora eu precisasse me matar nos treinos só para começar a suar. Até hoje, mesmo com a terapia hormonal, acordo com o peito suado às vezes, fedendo como se tivesse passado a noite inteira fritando hambúrguer numa lanchonete. (Dermatologistas me contaram que cada vez mais mulheres de meia-idade os procuram para aplicar Botox nas axilas, a fim de diminuir o excesso de suor!)

Uma das minhas maquiadoras me contou sobre a primeira vez que viu alguém ter uma onda de calor, quando estava trabalhando: "Uma atriz estava sentada na minha cadeira de maquiagem e começou a falar 'Ai, nossa, está vindo. Está vindo!'. E eu perguntei: 'Do que você está falando? O que está vindo?' E ela respondeu: 'Olha só para o meu rosto.' De repente, ela ficou muito vermelha, e com o buço todo suado. A mulher era a protagonista e usava roupas sensuais. Peguei um copo com água gelada para ela e colocamos compressas de gelo no rosto até que o calor passasse."

Ondas de calor são causadas por alterações hormonais. O termostato do corpo fica todo errado por não receber a quantidade normal de estrogênio, então envia sinais avisando que está muito quente. A reação do corpo é dilatar os vasos sanguíneos, causando suor e ruborização, geralmente por alguns minutos intensos.

Há várias medidas razoáveis para combater as ondas de calor. Algumas são simples, óbvias: usar camadas de roupa para tirar as peças logo que começar a esquentar, e optar por tecidos frescos de algodão. Certificar-se de dormir bem e beber água. Prestar atenção nos próprios gatilhos e tentar não consumir alimentos ou bebidas que possam gerar calor, como comidas apimentadas, álcool ou cafeína (ou seja, tudo que é bom). Beber água gelada ou fazer uma compressa de gelo na nuca quando sentir uma onda de calor chegando. Tenho uma amiga que é fã do ventilador portátil de pescoço, que parece um fone de ouvido. Sei o que você está pensando: *Compressas de gelo e ventiladores bonitinhos não vão adiantar de nada quando eu tiver uma onda de calor*.

"Ondas de calor são só a ponta do iceberg, na verdade", me contou a Dra. Sharon Malone. (Essa é uma metáfora irônica porque não há nada de gelado nelas!) "Nós as tratamos porque descobrimos que ondas de calor extremas e frequentes aumentam o risco de doenças cardiovasculares e podem também ser um fator de risco para a Doença de Alzheimer.

"Mulheres que sofrem com ondas de calor têm o sono atribulado. E isso pode causar mais doenças cardiovasculares, depressão, irritabilidade e até ganho de peso. Então, apesar de fazermos piadas sobre fogachos e as pessoas acharem que são uma bobagem, eles costumam ser um sinal de alerta inicial para questões de saúde de longo prazo que surgem após a menopausa. E as mulheres precisam entender que ondas de calor não são inofensivas, muito menos engraçadas."

Antes de eu entrar na menopausa, não sabia que havia sintomas além de ondas de calor, suores noturnos e variações de humor. Por anos, tive as piores enxaquecas. Elas duravam três dias, e eram bem no mesmo ponto, atrás do olho esquerdo. Às vezes era uma dor sutil, mas também havia crises completamente debilitantes, desencadeadas por qualquer coisa. Elas nem sempre vinham de uma taça a mais de vinho ou excesso de açúcar, apesar de esses serem gatilhos certeiros. Beber pouca água também era uma causa frequente, assim como pouco sono. Nunca pude me afastar do trabalho e dos afazeres com meus filhos por três dias para me recuperar, mas, se não atacasse os sinais de chegada da enxaqueca com os remédios certos logo de cara, era esse o tempo que ela duraria. E eu teria que passar esse tempo sofrendo até que acabasse. Para mim, as enxaquecas eram deprimentes. E, nesses anos todos, ninguém nunca sugeriu que elas pudessem ser um sintoma da menopausa.

Quando achei que estava lidando melhor com as enxaquecas, comecei a ter infecções urinárias uma atrás da outra. Por causa delas, eu precisava tomar antibióticos, os quais causavam problemas gastrointestinais, como constipação e inchaço. Fui ao médico, que me prescreveu Metamucil e muita água. E só.

Meu ginecologista nunca me disse algo como "Isso deve estar acontecendo por causa da menopausa, e você precisa fazer o seguinte".

Então, eu tentava soluções de curto prazo para o problema. Lembrei que, na Austrália, quando eu tinha vinte e poucos anos, usava um pó chamado Ural, um "alcalinizante urinário" capaz de tornar a urina menos ácida e eliminar a queimação das cistites. Hoje, muitos anos depois, descobri que o medicamento está disponível para compra pela internet nos Estados Unidos, até pela Amazon, nos sabores cranberry ou limão, então de vez em quando compro. Mas não importa quantos produtos você use contra infecções urinárias, elas continuam sendo incômodas e muito dolorosas.

Um dia, durante a pandemia, estava sentindo fortes dores por causa de uma infecção urinária, e nenhum dos remédios normais de farmácia — incluindo suco de cranberry, metenamina, um antisséptico urinário, e Advil — fazia efeito. Entrei em contato com meu médico, que estava em um jogo de beisebol. (Não importava quantas teleconsultas eu fizesse, não conseguia descobrir o que havia de errado. Parecia que estávamos andando em círculos, e era muito difícil falar com o médico.) Eu não estava conseguindo ouvi-lo direito com a barulheira da multidão. Ele disse: "Não, está tudo bem. É só tomar tal antibiótico, pode comprar na farmácia, blá-blá-blá."

Desliguei o telefone. Aquela seria a quarta bateria de antibióticos que eu tomava em pouquíssimo tempo. A sensação era de que ele só queria me dispensar, como se eu estivesse reclamando demais ou sendo hipocondríaca. Pensei: *Preciso de ajuda. Esse não é seu trabalho?*

Um tempo depois de eu desistir desse médico, troquei mensagens com um novo profissional quando meu rosto ficou todo inchado devido a uma reação alérgica a um antibiótico. Eu não sabia o que tinha acontecido, mas suspeitava que fosse o medicamento que ele havia passado ou um fator externo. Meus exames indicaram a presença de *E. coli*, então mandei para o médico o link de um texto sobre certa ração de cachorro estar sendo associada à bactéria. (Quantos de nós já não encontramos as matérias mais aleatórias nas nossas pesquisas na internet?) Ele respondeu: "Obrigado por enviar esse artigo interessante. Talvez seja bom levar seu cachorro para fazer exames."

E a cada nova rodada de antibióticos (meu médico disse que era preciso ficar trocando de medicamento, porque eu desenvolvia resistência a eles sempre que os tomava), meu abdome ficava superinchado. Eu sentia tanta dor que, por fim, um médico solicitou uma tomografia. O radiologista disse que o meu estômago parecia um balde cheio prestes a transbordar, e que esse quadro podia ser extremamente perigoso. Resumindo: eu estava quase explodindo de tanto acúmulo. *Elvis não morreu porque o estômago dele explodiu?*, pensei.

Fico incrédula quando penso nas mensagens que troquei com o médico — "Beba bastante água", disse ele em certo momento.

No fim das contas, para que alguém me ajudasse a lidar com as cistites crônicas, foram necessários três médicos diferentes, seis rodadas de antibióticos, uma tomografia, vários enemas, uso diário de Metamucil, crises de candidíase causadas pelos antibióticos, várias oportunidades de intimidade perdidas com medo de desconforto, e muita vergonha — quando bastaria apenas um médico que entendesse sobre menopausa e um único tubo de creme vaginal com estrogênio!

Durante esses meses, me senti envergonhada e frustrada. No fim, os problemas gastrointestinais eram outro efeito da menopausa, o que faz muito sentido se levarmos em consideração como os hormônios afetam praticamente tudo no corpo — bactérias do intestino e da digestão incluídas. Repito, a medicina é muito falha quando se trata da menopausa. Já ouvi falar que, na melhor das hipóteses, os médicos *às vezes* têm quatro horas de instrução sobre o assunto durante toda a residência, e talvez uma única aula quando estão na faculdade. Pelo menos nos Estados Unidos. Não é de admirar que todos nós (incluindo muitos profissionais da área) estejamos perdidos.

Desde então, médicos mais especializados em menopausa me disseram que é possível tomar doses de antibiótico a curto prazo para prevenir infecções urinárias, mas há outros fatores que também ajudam a evitar, como fazer xixi antes e depois do sexo, aplicar creme vaginal com estrogênio algumas vezes por semana, além de fazer aplicações extras caso exista a expectativa de rala e rola no futuro. O ressecamento também pode ser um fator que contribui para cistites e outros problemas.

A Dra. Kelly Casperson, urologista, atende pacientes para tratar aquilo que hoje chamamos de "síndrome urogenital da menopausa", ou GSM na sigla em inglês, antes chamada de "atrofia vulvovaginal". "Mas minhas pacientes não sabem o nome do problema", explica. "Elas me procuram porque 'Arde quando faço xixi', 'Estou tendo mais escapes do que o normal', 'Vou o tempo todo ao banheiro quando estou no trabalho'. Ou reclamam de cistites recorrentes, ou de dor durante o ato sexual e de vulva e vagina secas.

"Tudo isso faz parte da GSM. Com o estrogênio baixo, perdemos a elasticidade e a lubrificação natural, que protegem os tecidos. Esses sintomas aparecem tanto durante a perimenopausa quanto em mulheres mais velhas. E as pessoas em geral não fazem a conexão. Se eu digo para uma mulher de 70 anos que os problemas urinários dela estão ligados à menopausa, ela me diz: 'Isso aconteceu há 15 anos, e eu nunca tive ondas de calor!' As pessoas não entendem que o corpo tem certas reações à baixa do estrogênio."

Também comecei a ver que esses sintomas, os quais parecem apenas físicos, podem reverberar por toda a sua vida. Por exemplo, você pode acabar terminando um relacionamento por sentir medo de transar devido à dor e ficar com vergonha de explicar isso para o seu parceiro.

Quando descrevi minhas infecções urinárias recorrentes, a Dra. Casperson explicou que elas eram comuns em mulheres na minha faixa etária: "Cistites ocorrem com mais frequência durante a meia-idade, conforme os níveis de estrogênio diminuem, causando um aumento no pH da vagina. Então o nosso microbioma muda. São o pH ácido e o microbioma saudáveis da vagina que ajudam a proteger a bexiga dos patógenos (ou bactérias) do trato gastrointestinal. Essas bactérias são normais no trato gastrointestinal, mas causam infecções se entram na bexiga. Pense na vagina saudável como o segurança de um bar. Ela tenta manter certas coisas do lado de fora (bactérias gastrointestinais). Em momentos íntimos, fluidos se misturam, e é por isso que infecções se tornam mais comuns na bexiga. Então, se você quiser se divertir, precisa de um bom segurança!"

Caso você tenha infecções urinárias frequentes, como eu tinha, há medidas que podem ser tomadas. "Quando pacientes começam a aparecer com cistites recorrentes — duas em menos de seis meses, ou três no período de um ano —, minha primeira orientação é que precisamos sair do ciclo de cistites e antibióticos", diz a Dra. Casperson. "Elas entram em um ciclo de desespero, porque usar apenas antibióticos faz mal ao microbioma, deixando-as vulneráveis a outra cistite. O estrogênio vaginal é a resposta para interromper essa sequência, e as pessoas não sabem disso." Essa informação com certeza teria me poupado de muito sofrimento!

"As pessoas param de ter relações sexuais porque ficam com medo de causar outra cistite. E ficam obcecadas pela higiene, usando um monte de produtos que só geram mais irritação! Há vários estudos sobre o papel do estrogênio vaginal na diminuição da recorrência de cistites — ele diminui o risco em 50% a 60%, o que é praticamente um milagre." Ah, se eu soubesse disso antes!

Os problemas gastrointestinais também me incomodavam bastante, e só agora estou conseguindo controlá-los. Quando escuto meu corpo e o que funciona para ele, reconheço quando faz bem diminuir o consumo de alimentos como trigo, cafeína, álcool e açúcar. Algumas mulheres têm sorte e conseguem botar tudo em ordem seguindo dietas com alto teor de fibras ou tomando probiótico uma vez ao dia.

Pessoalmente, acredito muito em moderação. Acho cansativa a ideia de seguir dietas restritivas, e a tentação de dar uma escapadinha sempre me vence. No passado, o uso excessivo de suplementos me causou problemas gastrointestinais, por isso prefiro tomá-los apenas como uma medida corretiva quando as coisas parecem um pouco desequilibradas. E me esforço para comer alimentos fermentados, como chucrute, iogurtes probióticos, kombucha, missô, kimchi e uma colherada de vinagre de maçã todos os dias.

Mas, no meu caso, os hormônios ajudaram com muitas das questões que a dieta por si só não conseguiu. (Falarei mais sobre terapia hormonal nos capítulos 6 e 7.) A Dra. Casperson explicou: "Se você sempre segura o xixi, está constantemente desidratada e segue uma dieta altamente inflamatória, o estrogênio não vai curar tudo. A terapia hormonal é apenas parte do tratamento. A meia-idade é uma época para nos avaliarmos: Estou fazendo atividade física? Tenho uma boa dieta? Sei lidar com o estresse?"

"Uma das descobertas mais determinantes na nossa compreensão dos sintomas da menopausa é quanto eles são diversos", me contou a Dra. Carol Tavris, autora do livro *Estrogen Matters* [O estrogênio importa, em tradução livre] escrito com o Dr. Avrum Bluming. "Não é de admirar que as mulheres ignorem que tudo faz parte de um único pacote da menopausa. Você sente dores musculares e nas articulações, então procura um reumatologista. Sente palpitações no peito, e marca um cardiologista. Você está deprimida; logo, vai ao psiquiatra. Quando entendemos tudo como parte das mudanças fisiológicas da queda do estrogênio e de outros aspectos da menopausa, as coisas ficam mais claras."

Há muitos outros sintomas associados à menopausa que as pessoas desconhecem. Palpitações cardíacas são um deles.

A Dra. Casperson me contou: "Estava tomando café no conforto médico quando uma amiga chegou. Uma cirurgiã vascular de 48 anos, muito estudiosa. Ela me disse: 'Vou ao cardiologista. Estou tendo palpitações a ponto de não me sentir mais segura dirigindo o carro com meus filhos por aí.' Quando nos encontramos de novo, minha amiga disse: 'Os exames não deram nada. O médico disse que meu coração está ótimo. Mas ainda tenho medo de dirigir.' Sugeri: 'Deve ser a perimenopausa. Você podia pesquisar sobre tratamentos com hormônio.' Então ela foi ao médico, e ele prescreveu uma medicação hormonal. Ela voltou da consulta e disse: 'As palpitações desapareceram. Por que meu cardiologista não me falou disso? Ele só disse que estava tudo bem.' Estamos falando de uma mulher de quarenta e poucos anos, muitíssimo competente, que estava prestes a *parar de dirigir*."

Não me conformo com a frequência com que o desconforto das mulheres é ignorado e com quantas vezes eu mesma o minimizei. Foi por isso que batizei minha empresa de Stripes Beauty.* Nós fizemos por merecer! Temos direito de nos sentir na nossa melhor forma. Temos que parar de nos diminuir. Está na hora de nos sentirmos bem pelas experiências acumuladas, sem peso na consciência.

"Quando se trata dos homens, ninguém pergunta 'Você está sofrendo o suficiente?'. E acredito que as mulheres sejam alvo desse questionamento. Elas tiveram de pagar estacionamento, arrumar alguém para ficar com as crianças, tirar uma folga do trabalho para ir ao médico — isso tudo é sofrimento. Já é muito esforço. Mas, quando um homem aparece com queixas de pouca energia, testosterona baixa ou disfunção erétil, nunca perguntamos 'Você está sofrendo o suficiente para justificar um tratamento?'."

O resumo da ópera: não precisamos sofrer nessa fase da vida; nós merecemos nos sentir bem... ótimas, até. Sei que falei muito sobre como pode ser frustrante e solitário tentar encontrar soluções para os problemas associados à menopausa, então também queria deixar claro como é incrível finalmente conseguir ter tudo sob controle.

---

* No sentido figurado, poderia ser traduzido como "beleza do mérito". [*N. da T.*]

O que deviam nos contar sobre ondas de calor, infecções urinárias e outros desconfortos

- Para combater ondas de calor, vista-se em camadas e use tecidos de algodão. Durma bem e beba bastante água. Preste atenção nos seus gatilhos.
- A terapia hormonal pode ser a melhor forma de tratar sintomas associados à dilatação e constrição de vasos sanguíneos (ondas de calor, suores noturnos, palpitações cardíacas.
- A síndrome geniturinária da menopausa é comum e costuma se manifestar como incontinência urinária, cistites frequentes, ressecamento vaginal ou dor durante relações sexuais. A síndrome também pode ser tratada com terapia hormonal.
- Questões gastrointestinais podem ser amenizadas com uma dieta saudável, probióticos e terapia hormonal.
- Apesar de alguns médicos recomendarem o uso preventivo de uma dose pequena de antibióticos, tomá-los para toda infecção urinária pode gerar um ciclo vicioso de problemas gastrointestinais. Cogite quebrar esse ciclo usando creme vaginal com estrogênio.
- Mudanças de estilo de vida podem fazer diferença em todas as áreas da saúde. Então, hidrate-se, coma e durma bem, saiba lidar com o estresse e faça atividade física. Sim, sempre recebemos essas orientações, e, sim, elas são mais fáceis na teoria do que na prática! Mais adiante, vou entrar em mais detalhes e oferecer dicas realistas para acrescentá-las à rotina.

CAPÍTULO DOIS

MINHA HISTÓRIA DE INFERTILIDADE

Toda mulher tem uma história sobre como percebeu que a menopausa havia chegado. No meu caso, recebi a notícia de estar me aproximando dela ao mesmo tempo que descobria que eu provavelmente não poderia engravidar de forma natural. Entrei na menopausa e na maternidade mais ou menos no mesmo momento, me tornando mãe e anciã em uma tacada só. E as duas lutas — com a menopausa precoce e a infertilidade — me deixaram mergulhada em suor, confusão e vergonha.

Sempre sonhei em ser mãe jovem, mas isso acabou não acontecendo. Então encontrei um companheiro que também queria filhos. Em três meses, eu e Liev tomamos a decisão de começar uma família. Tinha passado toda a minha vida adulta até aquele momento me esforçando para evitar uma gravidez; então, quando me senti pronta, aos 36 anos, pensei que engravidaria na primeira tentativa — talvez na segunda ou na terceira, no máximo. Meses se passaram. Nada. Quando procurei um médico para entender por que eu não conseguia engravidar e me informaram que eu estava me aproximando da menopausa, fui tomada por vergonha. *Para que sirvo se não posso ter filhos? Como me tornei uma velha e nem percebi? Como deixei isso acontecer? O que eu fiz de errado?* Pensei em todas as vezes que fiz algo que sabia ser nocivo, em todas as dietas malucas, em 15 anos de anticoncepcional. *Meu corpo não funciona porque eu o maltratei!*, pensei. *É claro que ele não vai permitir que eu tenha um bebê, eu seria uma péssima mãe!* Como a culpa e a vergonha nos levam a sentimentos ruins e a crenças as quais nunca teríamos em momentos normais? É quase como se essas emoções fossem a autossabotagem que você acredita merecer. Na dúvida, coloque toda a culpa em si mesma!

Apesar de Liev ter sempre me apoiado, tive medo de contar para ele. Estava fazendo *gaslighting* comigo mesma. *Se ele quiser uma família e eu não puder engravidar, ele não vai mais me querer.* Parecia que, ao descobrir a proximidade da menopausa, eu tinha sido classificada como uma pessoa improdutiva, estéril. A vergonha foi penetrando todas as partes da minha vida, porque não estava sendo completamente sincera em relação àquela talvez vã empreitada de engravidar, que dominava todos os momentos do meu dia e todas as partes do meu cérebro.

Mas me recompus e tentei focar em *não estar na menopausa*. E, tanto quanto possível, evitei tocar no assunto com Liev ou qualquer outra pessoa. Eu pedia ajuda quando precisava, mas, no geral, parti do princípio de que era minha obrigação resolver tudo sozinha. No fundo, acreditava que poderia mudar o desenrolar natural dos acontecimentos se me esforçasse o suficiente. Eu tive que provar meu valor na vida profissional e na procura do companheiro certo. Antes de tudo isso acontecer, tinha deixado claro o quanto as desejava — então por que com a minha fertilidade seria diferente? Se a culpa por ter acabado naquelas circunstâncias era minha, então eu certamente também seria capaz de resolver o problema.

Sim, sei que isso é uma idiotice. Olhando para trás, se uma mulher me dissesse algo parecido eu responderia: "Nós somos muito mais do que nossa fertilidade. Há várias maneiras de ter uma família. Se você não se sente segura para compartilhar algo assim com seu parceiro, talvez o relacionamento não seja tão sólido quanto parece." Porém, na época, alguma parte antiquada de mim pensava: *Bem, a fertilidade não faz parte do valor da mulher? Nós não viemos ao mundo para gestar?*

Estava determinada a engravidar o mais rápido possível. Por causa dos meus níveis hormonais, a Fertilização *In Vitro* (FIV) não daria certo, mas tentei usar medicação para aumentar a fertilidade, como o clomifeno, um indutor da ovulação, e procedimentos como Inseminação Intrauterina (IIU). Eu teria comido as unhas do meu cachorro se alguém me dissesse que isso ajudaria. Acompanhava minha ovulação e tirava minha temperatura regularmente. Até fiz exames para analisar os folículos e a formação dos óvulos, e tínhamos relações sexuais pontualmente no horário ideal para engravidar. Nada funcionou.

Como estamos falando de 18 anos atrás, a internet não era o que é hoje. Eu não conseguia encontrar nem as salas de bate-papo existentes na época. Algumas amigas me disseram que a medicina chinesa seria a solução. Já tinha tentado acupuntura e alguns chás de ervas. Por sorte, cerca de cinco meses após começar esse processo, fui gravar um filme na China.

Enquanto o restante do elenco aproveitava os dias de folga para passear ou descansar, fui caçar um renomado especialista em ervas em um hospital de Pequim. No começo, tentei fazer tudo por conta própria — e foi hilário tentar explicar meu destino ao taxista. Logo entendi que o processo andaria bem mais rápido se eu tivesse um tradutor, e minha incrível e jovem assistente de produção se ofereceu para me ajudar. Ela se mostrou animada e profissional, mesmo enquanto traduzia termos como "ovários murchos".

Fiquei horrorizada. Meus olhos iam do médico para a tradutora enquanto as notícias ruins eram anunciadas em dois idiomas diferentes. Todo mundo no consultório estava perdido: eu, com meu corpo defeituoso, lutando para me comunicar; a assistente, se esforçando para traduzir termos ginecológicos obscuros; e o médico, se perguntando se ela estava transmitindo as informações certas. *Eu entendi que era muito improvável que engravidasse?* Sim, essa parte ficou bem clara! Um *não* definitivo é uma linguagem bastante universal. Não era necessário fazer mímicas: eu era um fracasso como mulher!

Após debater, com riqueza de detalhes e vários gestos sexuais terríveis, o comprometimento da minha fertilidade, o médico me receitou um monte de ervas. Dali em diante, passei a preparar chás que impregnavam qualquer cômodo em que eu estivesse com seu cheiro forte. Quando as filmagens terminaram, contrabandeei sacos gigantes cheios de ervas e passei meses tomando-os todos os dias.

Só de pensar no cheiro, sinto vontade de vomitar. Muita gente ao meu redor dizia: "Cuidado com isso! Algumas ervas fazem mal ao fígado!" Mas, naquela época, eu faria de tudo para ter um bebê. Não fazia diferença se nada daquilo fosse aprovado pela vigilância sanitária. "Depois me preocupo com meu fígado", respondia.

Após um tempo, um endocrinologista me recomendou um livro chamado *Inconceivable: A Woman's Triumph over Despair and Statistics* [Inconcebível: o triunfo de uma mulher sobre o desespero e as estatísticas, em tradução livre]. A autora, assim como eu, tinha níveis elevados de FSH (hormônio folículo-estimulante), que estimula os ovários a preparar os óvulos para a ovulação — durante a menopausa, as mulheres passam a produzir esse hormônio em excesso. Ela havia tentado todas as sugestões dadas pelos médicos. Por fim, decidiu desenvolver o próprio plano. Esse livro me deu esperanças pela primeira vez desde que havia começado aquela jornada. Às vezes, simplesmente se identificar com uma pessoa pode ser o início do nosso processo de cura. Comecei meu próprio plano intuitivo. Passei a seguir uma dieta anti-inflamatória muito rígida. Comia montes de grama de trigo todos os dias. Parecia que morava em um hortifruti.

Fazia xixi em copinhos o tempo todo, tanto para acompanhar a ovulação quanto para verificar se estava grávida, caso minha menstruação atrasasse, mesmo que uma hora. Monitorava o pH da minha vagina, porque tinha ouvido falar que o esperma preferia ambientes alcalinos a ácidos. Gastei muito dinheiro, mas teria hipotecado a minha casa se soubesse que conseguiria resolver o problema. Acabei ficando desanimada com todo o processo da fertilidade. Comecei a pesquisar adoção e doadoras de óvulos. Houve um breve instante quando pensei que a culpa podia ser do esperma do meu companheiro, mas, não, os exames mostravam que *ele* estava bem. Então engravidei. Pensei: *É agora! Virei o jogo! Fiz o impossível!*

Menos de dois meses depois, sofri um aborto espontâneo.

Voltei ao ponto de partida. Tinha descoberto que, de acordo com a Mayo Clinic, aos 35 anos o risco de abortos espontâneos é de 1 a cada 5 gestações; aos 40 anos, o risco é de 33% a 40%. Com 45 anos, é de 57% a 80%.

Mais alguns meses se passaram, e nada. O esperma e o óvulo ainda não estavam se entendendo. E, àquela altura, como casal, estávamos perdendo o ânimo. Minha obsessão gerou tensão no relacionamento. Eu estava enlouquecendo, e a doideira se espalhava. Nós estávamos prestes a desistir da gravidez, e talvez um do outro.

Além disso, eu ainda lutava contra a vergonha sobre a minha infertilidade — o livro *Inconceivable* ficava escondido embaixo do colchão. Estava chocada com meu despreparo para a nova realidade perimenopáusica. Como tudo era confuso! Li uma matéria sobre perimenopausa que descrevia a duração dos ciclos menstruais a cada mês como seguindo a mesma lógica da senha de um cadeado: era mais provável que fosse 29-45-17 do que 28-28-28.

Por que meus médicos não acharam importante me preparar para aquele momento que decerto chegaria? A menstruação começa. E então para. Fim de ciclo! Tudo de acordo com o plano. As coisas deveriam acontecer daquela maneira. Não era um fracasso. Então para que tanto mistério? Mesmo quando você aceita o que está acontecendo, por que precisa ser tão confuso?

Uma amiga mais nova só descobriu que estava chegando à menopausa quando tentou congelar os óvulos. Ela fez um exame de sangue que mediu seus níveis do hormônio anti-Mülleriano. O exame anti-Mülleriano não indica a fertilidade, mas oferece uma noção de quantos óvulos você ainda tem. Uma mulher de 25 anos geralmente tem 3,0 nanogramas por milímetro, enquanto uma de 45 pode apresentar uma quantidade mais próxima de 0,5. Quando o número é zero, você provavelmente está na menopausa. O nível dela, aos 34 anos, era 0,3. E foi assim que ela passou anos tentando todos os tratamentos de fertilidade possíveis e imagináveis.

"Como meu corpo demorava uma eternidade para recrutar folículos, eu vivia tomando mais do que a dosagem recomendada dos medicamentos", contou ela. "Por exemplo, nunca mais posso ingerir clomifeno, porque tomei tanto, que comecei a ter problemas de visão! E algumas dessas clínicas de fertilidade seguem a linha do 'tudo pelos óvulos!', como se sua saúde mental e física fossem questões secundárias."

Ela usava anticoncepcional desde os 16 anos, e os trocou imediatamente pelos processos de FIV. "Eu tomava medicamentos sem receita, sem saber o que estava fazendo. Então comecei a ter ondas de calor muito fortes, suores noturnos e depressão."

Após anos tentando inúmeros tratamentos, o corpo dela finalmente conseguiu gerar um óvulo que foi fertilizado. Ela estava torcendo para ter sorte antes de inseminá-lo, mas seu médico disse: "A FIV não é mais uma opção para você, mas podemos monitorá-la constantemente para ver se seu corpo produz outras ovulações. Então tentaremos usar o óvulo em uma inseminação intrauterina (IIU). Porém já tentamos o procedimento três vezes no último ano. Sem sucesso."

Sendo assim, restava a ela um embrião. Com 38 anos, essa provavelmente era sua última chance. O processo foi muito estressante para o corpo e a saúde mental dela, que descreve algo que já foi chamado de "luto desautorizado", sentindo sozinha a perda de um potencial futuro: "Minha relação com o meu corpo, com os meus órgãos reprodutores, mudou por completo por causa dos constantes procedimentos invasivos. Há um limite de ultrassonografias vaginais que suporto fazer."

Essa história é de partir o coração, emblemática, sobre a corda bamba na qual tantas mulheres se veem, e o esforço e foco necessários para superar a vergonha e a vulnerabilidade.

Minha amiga Mary Coustas, autora de *All I Know: A Memoir of Love, Loss, and Life* [Tudo o que sei: um livro de memórias sobre amor, perdas e vida, em tradução livre], passou por 17 rodadas de FIV em um período de 10 anos. Ela deu à luz sua única filha aos 51 anos.

No meio da minha crise com os efeitos dos tratamentos de fertilidade, viajei para Londres para filmar o suspense *Senhores do crime*. Após algumas semanas de filmagem, comecei a me sentir estranha, então fui a uma farmácia (ainda consigo visualizá-la à minha frente) e comprei um teste de gravidez. Voltei para a casa em que estava hospedada e fiz o teste. Fiquei encarando o teste e vi uma linha fraca aparecer. Então, aos poucos, ela foi ganhando cor, até que se tornou uma linha completa, nítida, sólida. Inegável. Ela gritava para mim: "Estou aqui!"

Liguei para Liev e dei a notícia.

— Uau! Vamos ver o que acontece — disse ele.

Ele parecia empolgado, mas hesitante, e eu estava explodindo de felicidade, por mais que estivesse com medo de perder aquela gravidez. O fato de precisar andar em uma moto russa de 140 quilos para gravar aquele filme também não ajudava. O diretor, David Cronenberg, adorava motos e gostava muito da ideia de eu pilotá-la de verdade. Eu já tinha andado de Vespa, mas aquela máquina era um monstro. Estava disposta a encarar o desafio. Era uma bobagem se comparado a alguns dos outros riscos que já tinha corrido. Em uma sessão de fotos para promover *King Kong*, precisei subir no topo do Chrysler Building para que o Empire State Building ficasse visível ao fundo. Nessa ocasião, meu empresário olhou para a corda que me prenderia e disse:

— Você não precisa fazer isso. É loucura.

Eu tinha medo de altura.

Mas minha assistente anunciou:

— Eu faria.

E então meu espírito competitivo entrou em ação. Tirei meus saltos e subi descalça na gárgula. Deixei baterem um rolo inteiro de filme com o vento me acertando de todas as direções antes de falar que aquilo já era suficiente. E eu não estava grávida na época.

Após três ou quatro aulas de direção na moto, eu conseguia guiar com aparente confiança, estacionar na frente da câmera, tirar o capacete e balançar o cabelo. Tentei parecer tranquila, mas, ao mesmo tempo, minha cabeça estava dominada por pensamentos apavorados durante essas cenas: *Ai, meu Deus, isso é muito perigoso! Não quero perder o bebê! Não posso perder o bebê!*

Como a gravidez ainda estava muito no início eu não queria contar para ninguém, mas eu também não queria causar problemas, então só segui com a filmagem normalmente. Isso é mais um exemplo de como nós, mulheres, costumamos fazer coisas que nos colocam em risco só para não incomodar. Após convencer todo mundo de que conseguia andar na moto, me deram mais cenas com ela. Em uma delas, eu tinha que pilotar aquele troço à noite, com Viggo Mortensen na garupa, e, nos filmes, sempre molham o asfalto para que as estradas pareçam mais bonitas. Fiquei apavorada. Havia um bebê dentro de mim e um adulto na garupa da moto, sem capacete. Mas fiz o que tinha que fazer e voltei para minha casa alugada, trêmula e cheia de gratidão por ter sobrevivido a mais um dia.

Algumas semanas depois, enquanto gravava uma cena com Sinéad Cusack, senti o primeiro movimento. Era uma sensação que eu nunca tinha experimentado na vida, mas soube instantaneamente o que era: o bebê estava se mexendo. Ele era real. Estava lutando e era forte. Meus olhos se encheram de lágrimas. A cena não era triste. Não fazia sentido chorar naquele momento, então ainda bem que as câmeras estavam focadas em Sinéad. Ela se manteve profissional e fingiu que nada estava acontecendo. Mas, depois da gravação, perguntou:

— O que houve? Você está bem?

Eu me inclinei para a frente e sussurrei:

— Estou grávida e acho que acabei de sentir o bebê mexer pela primeira vez.

Eu me debulhei em lágrimas.

— Ai, meu Deus! Querida, querida, querida! — disse ela em um tom carinhoso, me abraçando enquanto eu chorava.

Tenho certeza de que todo mundo no set achou a cena estranha, mas passamos um bom tempo assim.

Eu pensava em duas coisas enquanto ela me tranquilizava: a primeira — *Amarei esta mulher para sempre por ser tão gentil neste momento.* A segunda — *Não vou mais andar naquela merda de moto.*

Dei à luz meu primeiro filho aos 38 anos e tive minha filha logo depois, aos 40. Acho que meu corpo, de algum jeito, aprendeu a se programar para gerar bebês. Ainda estava amamentando quando engravidei pela segunda vez, mas meu filho já tinha dentes e me mordia, então também fazíamos uma alimentação suplementar para aliviar um pouco os meus mamilos. Eu sempre quis mais de um filho, apesar de não achar que outra gravidez aconteceria tão rápido. Na verdade, queria mais de dois — mas, infelizmente, meu tempo acabou de verdade depois da segunda.

Vários médicos me informaram que mulheres com mais de 40 anos, na teoria, ainda conseguem engravidar naturalmente, e que talvez nem saibam quando estão em período fértil, porque podem ovular de forma esporádica. Caso seus ciclos sejam irregulares e seus exames hormonais apresentem valores compatíveis com a menopausa, talvez você já tenha entrado na perimenopausa, e ela pode durar mais de uma década.

A Dra. Sharon Malone alertou: "Só porque você está na perimenopausa não significa que não poderá ter mais ter filhos. É menos provável, mas uma grande porcentagem das gestações em mulheres nessa fase da vida acontece sem planejamento — apenas porque elas acham que não vão conseguir engravidar." Uma amiga descobriu isso ao ter um "bebê-surpresa" aos quarenta e poucos anos, quando seus dois filhos mais velhos já estavam quase terminando o ensino fundamental. O bebê foi uma alegria, mas abalou os planos dela de voltar a estudar, e ela contou que, no parquinho, já perguntaram mais de uma vez se ela era avó da criança.

(Sim, essa pergunta entra para a lista daquelas que nunca, jamais devem ser feitas, junto com "Você está grávida?", porque você não vai saber onde esconder a cara se a resposta for "não". Uma amiga tinha a melhor resposta para quem perguntava isso: "A menos que veja o bebê coroando, jamais pergunte isso a uma mulher.")

A Dra. Jen Gunter, autora dos livros *The Vagina Bible* [A bíblia da vagina, em tradução livre] e *The Menopause Manifesto* [O manifesto da menopausa, em tradução livre], ficou mais ciente da necessidade de médicos informarem melhor suas pacientes sobre o processo pelo qual passam ao enfrentar questões com a gravidez. "Meus filhos nasceram muito prematuros, com 26 semanas, e tiveram muitos problemas de saúde", ela me contou. "Foi importante contar com informações confiáveis. Comecei a entender que existe uma lacuna imensa na medicina. É como me sinto quando alguém fala sobre computadores. Meu cérebro se desliga. Existem muitas lacunas nessa área e pessoas que tentam se aproveitar delas. Eu só estou tentando preenchê-las com informações verdadeiras."

Quando se trata de gravidez na meia-idade, ela diz: "A gestação nessa fase tem baixa probabilidade e grandes consequências. Isso seria bom ou ruim para você? E, se for bom, você sabe que existe um risco muito maior de o bebê ter anomalias cromossômicas? O que isso significaria para a sua vida?"

As frustrações da perimenopausa não se limitam a mulheres que estejam tentando engravidar. A Dra. Suzanne Gilberg-Lenz, renomada ginecologista e autora do livro *Menopause Bootcamp* [Intensivo da menopausa, em tradução livre], me explicou que a pior parte da perimenopausa são "os altos e baixos pelos quais as pessoas passam com a variação hormonal, sem conseguir prever como se sentirão em determinado dia. Na minha opinião, quando organizamos tanto da nossa vida de acordo com nossos ciclos, passamos a nos identificar com eles. Parece que, de algum jeito, passamos o tempo todo lidando com eles, tentando, ou não, engravidar.

"Isso toma décadas da nossa vida. E começamos a achar que essa é nossa identidade: *Ah, não vai ser bom tomar decisões ou fazer uma atividade em tal semana*; ou *Vou viajar. Como não passar o tempo todo menstruada?* Nós nos planejamos ao redor de um aspecto fisiológico que parece dominante. Então, na minha opinião, as pessoas acabam se sentindo muito confusas sobre quem são quando os ciclos se tornam irregulares ou param. Passamos a vida nos preparando para a menstruação, menstruando ou nos recuperando dela. Quando os ciclos acabam, percebemos que passamos anos vivendo psicológica e fisiologicamente com esse parceiro biológico. Você não espera que a menstruação se torne um vazio na sua existência, e então isso acontece."

Para mim, foi exatamente assim. Ser fértil, já que todo mês seu corpo lembra você disso, pode moldar nossa identidade. Quando subitamente paramos de menstruar, questionamos quem somos e nos transformamos em pessoas diferentes da noite para o dia. Talvez o mundo passe a nos enxergar de outra forma, e nós também podemos mudar a visão que temos a nosso respeito. Começamos a nos fazer perguntas importantes e assustadoras, como *Quem sou eu agora? Será que vou conseguir me reencontrar?* Ou até outras mais sombrias, como *Passei a ser invisível? Este é o fim?*

"Como em qualquer processo de luto, precisamos ser gentis com nós mesmas", disse a Dra. Gilberg-Lenz. "Faz pouco tempo que cheguei à menopausa, quando minha filha fez 23 anos. E vou te contar, eu logo me senti melhor. Pensei: *Então é assim que os homens se sentem? Incrível!* Estou muito mais tranquila agora que não preciso lidar com ciclos erráticos e menstruações-surpresa."

Uma amiga me contou que, segundo lhe disseram, ela provavelmente chegaria à menopausa com cinquenta e poucos anos. Então, aos 42, ela foi fazer seu check-up anual no ginecologista e o médico falou durante uma ultrassonografia:

— Não consigo encontrar seus ovários, eles estão muito pequenos e contraídos. É impressionante que a sua menstruação não tenha parado. Você está chegando ao fim da menopausa.

Assim como eu, ela ficou completamente chocada. "Nem imaginava. Queria que alguém tivesse me explicado isso quando eu tinha 39 anos e meu corpo inteiro ficou esquisito — meu sistema digestivo, minha pele, meu cabelo, minhas emoções. Sentia como se estivesse em um corpo diferente. Agora, ao relembrar, entendo que era a perimenopausa. Se eu soubesse disso, teria começado a tomar hormônios, ou pelo menos saberia que não estava doente; não era uma doença. E que também não era uma questão de saúde mental. Foi um processo natural."

Ela lamentou todos os anos de prazer que perdeu por não ter sido bem orientada. "Se eu desconfiasse disso, teria me cuidado mais. O conselho que daria para todo mundo é o seguinte: se estiver sentindo que perdeu o controle sobre seu corpo, converse logo com seu médico, defenda seus argumentos e peça ajuda. Leia sobre o assunto. Informe-se. Fiz tudo tarde demais, e sempre me sentia atrasada. Eu poderia ter lidado melhor com todos os sintomas. Em vez disso, passei anos sentindo que estava louca."

Nunca podemos nos esquecer de ser gentis com nós mesmas. Nenhuma das decisões que tomamos são fáceis. Tantas mulheres passam os anos que antecedem os 40 se perguntando: *Devo ter filhos? Não devo ter filhos? E se eu tiver, como vai ser? Serei uma boa mãe? Ou serei péssima? O que vai acontecer com a minha carreira se eu me afastar por um tempo para cuidar do bebê? Serei uma péssima mãe se voltar logo a trabalhar?* Depois de passar pela menopausa, fica mais fácil tomar decisões baseadas apenas nas nossas vontades, e não no que os outros querem de nós. É quando percebemos que passamos a vida toda nos sentindo pressionadas e cedendo a expectativas e a hormônios que não necessariamente pedimos para ter.

Ultimamente tenho tido muitas conversas impactantes com mulheres em relação aos sentimentos confusos relacionados à perda da capacidade de engravidar. Há pouco tempo, uma amiga colocou um DIU, aos 48 anos, para ajudar com seus ciclos intensos e irregulares. "A dor para colocar o DIU foi inacreditável", ela me contou depois do procedimento. "Por que ninguém avisa antes? Comecei a chorar na mesa de exame. Já estava emotiva, porque achava que aquele seria o fim oficial da minha fertilidade — quando eu tirar o DIU, é bem provável que esteja no auge da menopausa e não exista a possibilidade de outra gravidez. Fiquei triste por precisar me despedir dessa fase da vida, ainda mais de um jeito tão doloroso, mesmo que tenha sido uma decisão minha."

Algumas semanas depois, após as cólicas da inserção do DIU passarem e tendo mais tempo para pensar, ela já se sentia melhor em relação à decisão e a essa fase da vida: "Meu terapeuta disse: 'Nunca mais fale sobre o fim da fertilidade! Ela vai muito além de conseguir engravidar e dar à luz.

Está na hora de pensar sobre o que ela significa neste momento da sua vida. Será que é escrever? Produzir arte? Será que é cuidar dos filhos de amigos? É ser uma boa amiga? Quem vai cuidar das pessoas e do planeta se não nós? Ser fértil também é isso.'"

O que deveriam nos contar sobre fertilidade

- Ciclos menstruais mudam muito durante a perimenopausa. Eles podem ser menos ou mais intensos, ou menos ou mais frequentes.
- As chances de gravidez diminuem com o tempo. Se você tiver mais de 35 anos e estiver tentando engravidar sem que isso tenha acontecido naturalmente após 6 meses, consulte um especialista em fertilização. E prepare-se para o termo "gravidez geriátrica".
- A probabilidade de abortos espontâneos aumenta com a idade. Com 35 anos, acontece em cerca de 1 a cada 5 casos; aos 40 anos, a chance é de 33% a 40%; com 45 anos, de 57% a 80%.
- Até que um ano inteiro se passe sem que você menstrue, ainda é possível engravidar. Caso esteja disposta a encarar o desafio de ter um bebê mais tarde na vida, vá em frente. Mas, se tiver certeza de que não deseja engravidar, converse com seu ginecologista sobre opções de métodos anticoncepcionais.
- A fertilidade não se limita à capacidade de gestar uma criança.

CAPÍTULO TRÊS

VAGINA DE HONRA

Verdade seja dita: sexo é uma questão complicada na meia-idade. Muitas mulheres desistem por completo. Aquelas de nós que continuam tentando passam por constrangimentos e surpresas inenarráveis. Eu me vi na situação de ser uma mulher na menopausa logo quando voltei a tentar conhecer pessoas novas depois de muitos anos em um relacionamento, e confesso que, quando se tratava da questão da atração, e então da logística, não sabia bem o que estava fazendo.

Conheci Billy pouco tempo depois do término do meu relacionamento, apesar de já fazer um ano que havia me separado àquela altura. Por muito tempo, nem imaginei que meu colega de cena em uma série de televisão seria a pessoa com quem eu passaria a minha vida. Não havia sinais no ar. Eu não estava no clima para romance nem flerte. Meu plano era ficar bem, estar presente para os meus filhos e manter a cabeça erguida no trabalho. Como acontece com tantas mulheres na minha idade, minha libido não era a mesma de quando tinha 20 anos. Talvez voltasse a encontrar o amor um dia, mas sabia que não procuraria por ele em um futuro próximo — e definitivamente não faria isso no trabalho.

Curiosamente, em *Gypsy*, série que eu estava gravando na época, estrelei com quarenta e muitos anos o papel mais sexual da minha carreira: uma terapeuta tarada e sociopata. Eu e Billy conversávamos no set enquanto técnicos faziam ajustes na iluminação do cenário, e eu diria que tínhamos uma relação cordial. Por um bom tempo foi só isso mesmo. Estava tão fechada para o amor, que, nos muitos meses de gravação, mesmo após simularmos sexo na tela várias vezes, nos esfregando ao ponto da exaustão, nunca cogitei ter um romance com ele.

Então, um dia, durante uma cena de sexo, ele espontaneamente arremessou um travesseiro para o outro lado do cômodo enquanto me beijava com tanto ardor, que ruborizei e saí do personagem: *Nossa! Que isso, hein?* — pensei como eu mesma, não como a personagem que interpretava. Então: *Espera, acho que rolou... alguma coisa.*

Pouco depois, durante um daqueles longos ajustes de iluminação, enquanto nos entretínhamos em uma conversa, trocamos um olhar. O instante a mais de duração indicava que só podia ser atração mútua. Nós também tínhamos amigos em comum tentando bancar os cupidos, e começamos a flertar por mensagem. Não demorou muito para que nossos sentimentos se tornassem inegáveis: estávamos nos apaixonando.

Quando nos sentimos prontos para dormir juntos fora das câmeras, educadamente pedi licença antes de as coisas ficarem muito quentes, como se dissesse "Vou só vestir algo mais confortável... Já volto". Parecia que era 1953 e eu tinha uma camisola na bolsa. Então entrei no banheiro e tentei arrancar um adesivo de reposição hormonal da minha pele.

Eu tinha começado a usar o adesivo alguns anos antes. Fiquei com medo de ele dar uma olhada e logo entender que eu estava na menopausa: eu não era mais cheia de vida, fértil. E se ele quisesse mais filhos?

Infelizmente, a cola do adesivo deixa uma marca muito difícil de tirar. A orientação médica tinha sido: "Para tirá-lo, use óleo de motor." Quando expliquei que não queria colocar óleo de motor no corpo, ele deu de ombros e disse: "Bem, é a única coisa que funciona." Desde então, as pessoas recomendaram óleo de bebê, óleo de coco, removedor de esmalte, removedor de maquiagem, buchas, álcool e removedor de cola cirúrgica. Todas essas estratégias têm suas fãs. A maioria das mulheres que conheço simplesmente esfrega a pele no banho com sabão líquido ou com uma toalha e óleo de limpeza facial.

Como tinha pedido para ele esperar só um pouquinho, arranquei o adesivo e comecei a esfregar a pele.

— Tudo bem aí? — ele conferiu, porque eu já estava demorando.

Saí morrendo de vergonha.

— O que houve? — indagou ele.

Eu hesitei e tentei encontrar as palavras certas, mas congelei.

— Você está bem? — perguntou, tocando meu braço de leve.

— Menopausa! — exclamei. — Eu não queria te contar. — De repente, as palavras saíram como uma enxurrada. — Uso um adesivo hormonal, mas não queria que você visse porque aí saberia que estou na menopausa, e isso significaria que sou *velha*, e você não iria me querer, e, *ai, meu Deus, será que eu devo ir embora?*

Um sorriso surgiu no rosto dele. Billy parecia muito aliviado, já que o problema não era a falta de desejo.

Ufa.

Disse que achava ótimo eu estar me cuidando e perguntou como poderia ajudar.

Ufa de novo.

Acrescentou que aquilo não o surpreendia; afinal de contas, nós tínhamos a mesma idade:

— Olha, se isso fizer você se sentir melhor, tenho pentelhos brancos no saco.

Incrível.

Ai, meu Deus! Querida leitora, aquilo fez, *sim*, com que eu me sentisse melhor. Até hoje essas seguem sendo as palavras mais românticas que já ouvi, nas telas ou fora delas, e isso inclui o roteiro de todos os filmes que já fiz, e até o pedido de casamento extremamente carinhoso desse mesmo homem, sete anos depois.

Nós estávamos no mesmo barco naquela história de envelhecimento. Foi então que eu soube que poderíamos ajudar um ao outro a lidar com qualquer coisa. A vergonha que carreguei por anos desapareceu naquele momento. Consegui compartilhar minhas experiências com ele com total sinceridade, apesar de isso não se encaixar no meu conceito do que era apropriado para uma namorada recente e sexy. Ele se mostrou solidário, e zero desconfortável. Isso foi incrível. Meus adesivos de reposição hormonal nunca mais atrapalharam o sexo.

Guardar segredos é algo exaustivo, além de ser uma verdadeira perda de tempo. Depois de contar a Billy sobre a menopausa e escutar sua resposta incrível, passei a ser mais aberta sobre o assunto com as minhas amigas, e, quando parei de esconder o que estava acontecendo, me senti mais segura do que nunca.

Já existem muitas coisas que nos causam mal-estar na vida (juro que minha "casa com dispositivos inteligentes" está tentando me destruir), então para que inventar problemas novos? Que desperdício de tempo ficar me digladiando para me sentir e parecer mais jovem do que era. (Embora não seja surpreendente que eu tenha internalizado essas crenças sobre me apegar à juventude com todas as forças: lembra quando Anne Bancroft interpretou a velha Sra. Robinson no filme *A primeira noite de um homem*, enquanto Dustin Hoffman era um recém-formado na faculdade, apesar de ser apenas *seis anos* mais novo do que ela?) Ainda restam muitos vestígios da crença arcaica de que mulheres se tornam "brochantes" após certa idade — mesmo havendo tantas figuras poderosas que eu admirava quando estava entrando no mercado cinematográfico, como Rene Russo, Angela Bassett, Kim Basinger, Grace Jones, Susan Sarandon e Jessica Lange. Elas eram e ainda são sensualidade pura!

Sempre quero ouvir mais histórias de mulheres conseguindo o que querem, em vez de narrativas construídas em torno delas como objetos desse desejo.

Enquanto muitas de nós veem a libido diminuir com a idade, algumas acabam abraçando uma nova forma de sexualidade que as deixa confortáveis, porque se conhecem mais e perdem a falta de jeito da juventude. Mesmo assim é comum que exista o medo de mudanças ou um período de ajustes antes de reencontrarmos o tesão.

Para mim, é tranquilizador saber que todos os médicos com quem conversei me disseram que mudanças na libido são totalmente normais e que há meios para solucionar isso, se quisermos.

"É bem comum que a libido das mulheres diminua durante a transição menopáusica", explicou a Dra. Sharon Malone. "E é compreensível não querer fazer sexo quando você se sente cansada, tem ondas de calor, não consegue dormir bem e vive irritada e se sentindo mal. Já disse que sua vagina fica seca e as relações se tornam dolorosas? É óbvio que você não vai estar no clima. Quando não nos sentimos bem, não queremos transar. Quem vai querer transar depois de passar três meses sem dormir direito?"

Algumas amigas minhas dizem que aspectos psicológicos e de relacionamento interferem na libido. Uma delas explicou: "Como o cara vai ser um bom parceiro na cama se acabou de chegar em casa com um vidro de mostarda Dijon picante sendo que eu pedi mostarda amarela? Fala sério, né?"

A menopausa afeta os casais de diversas formas. Perguntei ao meu amigo mais machão (ele foi fuzileiro naval) o que ele sabia sobre menopausa. Ele disse: "Minha esposa passa a noite inteira suando em cima de mim, e já a vi literalmente fazendo a barba! Ainda tenho vontade de transar com ela. Acho muito injusto que as mulheres tenham que passar por isso. O parto já é bem difícil... e depois ainda tem *isso*?! Fala sério! A vida dos homens é moleza em comparação com a de vocês. Esse é outro exemplo de mulheres demonstrando uma força extrema, mas me corta o coração ver a minha esposa sofrer."

Alguns companheiros de mulheres na menopausa com quem conversei me disseram coisas como "Não reconhecia minha mulher" ou "Não entendia por que ela não queria mais transar comigo". Ou, ainda, "Por que ela vive irritada comigo?".

Um casal de lésbicas que conheço entrou em crise quando uma delas, dez anos mais velha, entrou na menopausa e perdeu a libido. A mais nova disse que não queria ter um relacionamento sem sexo; então, se a parceira não fizesse nada para melhorar a vida sexual delas, a melhor opção seria abrir a relação e começar a sair com outras pessoas.

Mesmo assim, algumas mulheres acabam sentindo muito desejo ao entrar na menopausa.

"Às vezes, as flutuações hormonais na perimenopausa podem aumentar o desejo sexual", explicou a Dra. Malone. (Algumas mulheres têm picos de estrogênio e testosterona, deixando-as mais excitadas do que nunca.) "Essas mulheres às vezes até dizem: 'Nunca me senti tão sexual na vida quanto com quarenta e poucos anos.' Se esse for o seu caso, ótimo! E, apesar de isso acontecer com algumas pessoas, não é a experiência da maioria das mulheres."

Uma médica empenhada em melhorar a vida sexual na menopausa é a Dra. Somi Javaid, fundadora da HerMD e especialista no transtorno do desejo sexual hipoativo (TDSH). Ela me explicou que, antes de entendermos o sexo durante a menopausa, precisamos entender a sexualidade feminina em si: "Muitas vezes, para os homens, a sexualidade é algo que é possível ligar ou desligar. Para as mulheres, é preciso ter em mente uma abordagem biopsicossocial ao falar sobre esse assunto: relacionamentos, hormônios, o que está acontecendo na vida delas, outras questões de saúde."

Por exemplo: muitas mulheres na meia-idade começam a ter dificuldade para controlar a vontade de fazer xixi porque, com a queda do estrogênio, há uma perda da elasticidade da bexiga e da força muscular. Isso pode complicar nosso desejo de nos relacionar intimamente. Várias amigas me contam que precisam se esforçar muito mais agora para manter tudo nos conformes ao rir ou dar um espirro, e se perguntam se deveriam experimentar algum tipo de terapia para o assoalho pélvico — envolvendo alongamentos, exercícios específicos como o Kegel ou estímulos elétricos para relaxar os músculos. (Já me disseram que é bom fazer três séries de dez contrações de Kegel por dia e que, se você estiver tentando encontrar os músculos certos, imagine como seria parar de fazer xixi no meio do processo. Quando estou entediada, me lembro de fazer o exercício. Querida leitora, espero que você não os esteja fazendo neste momento! Na verdade, vamos fazer uma pausa agora para praticar uma rodada juntas.)

Ainda bem que existem médicos que levam a sério a experiência sexual das mulheres. Perguntei à Dra. Stacy Lindau, professora na Universidade de Chicago e diretora do Programa de Medicina Sexual Integrativa (Prism), qual informação poderia beneficiar a todas nós, e ela me apresentou ao músculo bulbocavernoso. "Esse é o músculo mais importante do corpo da mulher, e ninguém nunca escutou falar dele", disse ela.

"O músculo bulbocavernoso fica ao redor da abertura da vagina e se comunica com o cérebro. Quando ele não causa problemas, apenas fica lá, e, quando desejamos abri-lo, fazemos isso de forma consciente, exercendo um pouco de força para baixo. As mulheres que passaram por partos vaginais sabem como é fazer força para abrir esse músculo. A fisiologia da excitação sexual naturalmente envia sinais para ele, avisando para ser receptivo à penetração. Só que, às vezes, mesmo com as mensagens fisiológicas, se em algum momento o músculo já sentiu dor, o cérebro diz: 'Não abra! Não é seguro! Isso vai doer!'"

Em outras palavras, o cérebro impede a abertura do esfíncter vaginal, e aí, se você tenta transar mesmo assim, vai sentir dor, levando a vagina a se fechar ainda mais. Juntando isso com o ressecamento da vagina, não é de admirar que a libido das mulheres diminua na meia-idade. A Dra. Lindau continuou: "Muitas mulheres me falam coisas como 'Parece até que sou virgem de novo. Dói tanto!' Ou: 'Sinto como se o pênis dele estivesse batendo em uma parede.' E o que a mulher pensa se nunca teve esse tipo de problema antes e agora parece que o pênis fica batendo em algo dentro da vagina? Ela vai ficar se perguntando: 'Será que tenho câncer, um tumor bloqueando a passagem?'

"A resposta para essa questão nunca foi um tumor. A explicação quase sempre é um espasmo involuntário do músculo bulbocavernoso. O pênis bate em uma parede de músculo."

O que pode ser feito para resolver isso? Muita coisa, pelo jeito! "Às vezes, apenas informar às mulheres sobre o músculo e sugerir que façam força para baixo já ajuda bastante. É comum reforçar com um pouco de lubrificante durante o sexo e um hidratante para uso diário, ou a prescrição de estrogênio, se possível. Em outros casos, podemos fazer uma autodilatação com dilatadores vaginais graduados, fisioterapia para o assoalho pélvico, ou tudo junto."

E foi assim que me peguei pesquisando "dilatadores vaginais", sentada à minha escrivaninha numa terça-feira de tarde. Por sorte, não encontrei nenhum link sugerindo a última gaveta da geladeira, onde ficam pepinos e cenouras. Na verdade, eles são um monte de falos eretos em cores alegres. Costumam ser feitos de silicone e variam em tamanho, indo de pequenos até medidas de um pênis assustadoramente grande. A Dra. Lindau explicou: "A autodilatação pode ser feita começando com um dilatador de um tamanho que seja facilmente inserido pela mulher na vagina, fazendo alguns exercícios em conjunto para desenvolver confiança e segurança, e então progredir para o próximo tamanho, e assim por diante. No geral, o objetivo é conseguir acomodar um dilatador de tamanho um pouco maior que o do pênis ereto do parceiro, ou qualquer outro brinquedo ou vibrador que queira usar."

O prolapso vaginal, que é o problema mais ou menos contrário, é quando o topo da vagina afunda sobre o canal vaginal. Mas também há várias soluções, indo desde correção cirúrgica até terapia do assoalho pélvico.

Outra ferramenta terapêutica que parece um brinquedo da Fisher-Price são os anéis penianos amortecedores (uma marca famosa nos Estados Unidos é a Ohnut). Quando alguma de suas pacientes sente dores fortes (que, obviamente, devem ser investigadas por um médico), a Dra. Javaid as incentiva a experimentar anéis amortecedores junto com outros apetrechos para saúde sexual, ou com o pênis, dependendo do parceiro. Isso permite que a paciente determine a profundidade da penetração para reduzir a dor, enquanto ainda gera sensações.

A Dra. Kelly Casperson me explicou que muitos sintomas vaginais podem ser consequência de baixos níveis de estrogênio, por isso ela incentiva as mulheres a cogitarem a terapia hormonal ou a usar um creme vaginal com estrogênio prescrito por um profissional. Ela acrescenta que, se o seu médico não estiver disposto a oferecer alternativas para aliviar os sintomas, então está na hora de encontrar um novo médico. E não se sinta mal pelas coisas que trazem alívio: "Quando as pessoas dizem 'Não quero usar lubrificante nem vibrador', respondo: 'Tenho dois vibradores para a boca: uma escova de dentes elétrica e um irrigador oral. Por que não posso ter um vibrador lá para baixo também?'"

Eu concordo! Uma amiga me deu um vibrador de presente na minha despedida de solteira (ele é do formato de uma rosa, brilha no escuro e tem várias velocidades), e, cá entre nós, é *maravilhoso*. Da mesma forma, não há vergonha alguma em ler contos eróticos ou em consumir pornografia se isso ajudar a melhorar sua libido. De acordo com alguns médicos com quem conversei, muitas mulheres acreditam que encontrar maneiras de entrar no clima por conta própria é uma forma de traição, mas, na verdade, isso apenas mostra ao corpo que ele precisa se preparar para o sexo, incentivando a excitação física e emocional.

E por que devemos nos negar o prazer? Houve uma noite em que eu estava no clima, mas estava sozinha; então, depois do banho, fui para a cama com meu novo vibrador em formato de rosa. Notei que ele tinha um sugador, e decidi experimentá-lo no mamilo. Sei que não é comum ter preliminares consigo mesma — no geral, vou direto ao ponto. Mas, nessa noite específica, resolvi ir com calma. E foi ótimo. Depois, coloquei a rosa de volta na caixa e a deixei ao meu lado, como se fôssemos bater um papo pós-sexo. No dia seguinte, minha filha de 15 anos entrou no quarto de manhã cedo, viu a caixa e exclamou:

— Mãe!

— Todas as mulheres têm vibradores! — respondi. — É possível comprar até em lojas de roupa hoje em dia!

Mas fiquei morrendo de vergonha. E, além disso, meu mamilo passou *o dia inteiro* latejando. Talvez eu precise ler melhor as instruções sobre todas as funções. Letras miúdas nunca foram o meu forte.

A questão é: se você estiver sexualmente infeliz, a sua única opção não é se obrigar a ter mais relações sexuais. Isso faz parte da falácia de que ficamos "enferrujadas".

"Circula esse boato de que mulheres precisam transar para não terem o que antes chamávamos de 'vaginite atrófica', e que tinha um nome ainda pior nos anos 1980: 'vaginite senil'", explica a Dra. Casperson. "A verdade é: a atrofia acontece devido à diminuição dos níveis hormonais, e não por colocar ou deixar de colocar algo na vagina. Essa ideia veio de um estudo ginecológico que analisou mulheres sexualmente ativas e inativas. As primeiras apresentavam menos atrofia. E, a partir disso, os autores do ensaio concluíram que sexo previne o atrofiamento. Entretanto, não é isso que o estudo mostra. Ele mostra que pessoas com menos atrofia permaneceram mais sexualmente ativas — talvez porque elas não sentissem dor durante o ato sexual. Fico doida só de pensar que dizem por aí para as mulheres fazerem sexo a fim de prevenir uma mudança hormonal."

Uma observação rápida: por que o termo masculino "disfunção erétil" é tão mais palatável? "Disfunção erétil" parece um problema que poderia acontecer com a máquina de lavar louça, e que a gente conseguiria resolver em 15 minutos. "Vaginite atrófica" parece *o fim do mundo*. De novo: não vou nem comentar sobre os médicos dizendo para mulheres grávidas com trinta e poucos anos que elas têm uma *gravidez geriátrica*.

A Dra. Casperson explicou que a terapia hormonal pode ajudar muito com a atrofia, ou seja lá o nome que você usar, assim como mudanças no estilo de vida: "O estresse também é péssimo para o apetite sexual. O sono é importante. Estar 'exausta' não faz bem para a libido. Temos dados científicos sobre pessoas que trabalham em turnos. Elas apresentam níveis muito menores de libido e interesse sexual porque seus ciclos de sono ficam bagunçados. A comunicação também faz diferença."

Aqui vão algumas das perguntas que ela nos incentiva a fazer: Por que quero transar? Por que quero continuar tendo relações sexuais? O que significa sexo para mim? Como posso priorizá-lo? O que gera sensações boas? Esses são questionamentos especialmente úteis no contexto de terapias de casal ou em consultas com um terapeuta sexual.

O assoalho pélvico é apenas um aspecto da saúde feminina que afeta o desejo ou o prazer sexual. Uma mulher pode ter traumas não resolvidos que a levam a se fechar em situações sexuais, além de dificuldades com a imagem corporal; ela também pode sofrer efeitos colaterais de algum medicamento.

Quando pedi à Dra. Javaid para citar o maior equívoco que ela encontra no consultório, ela disse que é a ideia de que não existem alternativas para a saúde sexual na menopausa. Muitas mulheres escutam isso até de médicos, algo aparentemente bem provável levando em consideração que apenas 30% dos ginecologistas norte-americanos estudam a menopausa.

Nos Estados Unidos, dois medicamentos são comercializados para tratar a baixa libido feminina, e eu ainda não os testei. Um é o comprimidinho cor-de-rosa não hormonal chamado Addyi, que promete aumentar a excitação e diminuir a inibição após duas semanas de uso. O segundo, Vyleesi, é injetável (você mesma aplica a dose na barriga ou na coxa). Ele age em um conjunto diferente de neurotransmissores e sua utilização é sob demanda (como o Viagra), então deve ser aplicado cerca de 45 minutos antes do sexo.

Um médico que esteja investigando sua saúde sexual pode pedir para você preencher um questionário chamado Female Sexual Function Index [FSFI], em português Índice da Função Sexual Feminina*, a fim de

---

* Este teste ainda não foi traduzido e validado para uso em português. [*N. da E.*]

avaliar libido, orgasmos, excitação, dores, satisfação e lubrificação. (Caso você, assim como eu, seja aquela pessoa que adorava a época de testes de revista, talvez se divirta respondendo às perguntas. O questionário pode ser encontrado na internet.) Os médicos dizem que mulheres queixando-se de problemas sexuais podem ter dificuldades em apenas uma dessas áreas, ou até em todas as seis. E existem soluções diferentes para cada preocupação.

Um potencial tratamento para a saúde sexual de que talvez você já tenha ouvido falar é a testosterona. Você pode estar se perguntando: *Mas esse não é um hormônio masculino?* Em 2019, a Sociedade Internacional de Menopausa (International Menopause Society) lançou uma declaração global apoiando o uso de testosterona em mulheres. Apesar de, no momento em que escrevo isto, a terapia de reposição com o hormônio ainda não ter sido aprovada para mulheres na fase menopáusica nos Estados Unidos, a Sociedade de Menopausa defende que um adesivo de testosterona liberando 300 miligramas por dia, ou um creme que ofereça 10 miligramas por dia, usado concomitantemente ou não com a terapia de reposição de estrogênio e progesterona, pode melhorar "a frequência de eventos sexuais satisfatórios, excitação, orgasmos, prazer, responsividade e autoimagem".

Às vezes as mulheres dizem ter medo de tomar testosterona e desenvolver características "masculinas". Na verdade, nós já produzimos esse hormônio naturalmente, só que em quantidade menor do que os homens; fazer a suplementação pode causar acne ou aumento no crescimento dos pelos faciais, porém os níveis propostos são baixos e pouco propensos a causar algo mais extremo, como o engrossamento da voz. Ouvi dizer que muitas mulheres têm bons resultados com o aumento da libido e os níveis de energia.

Tenho uma amiga que passou por um episódio pavoroso ao confundir as dosagens. Aqui vai o que ela me contou:

> Comecei a engordar muito e não conseguia emagrecer, então fui à ginecologista. Conversei com algumas amigas que disseram estar tomando testosterona e que isso tinha ajudado muito com a dieta e os exercícios físicos. Elas juraram que perderam a barriga por causa do hormônio.
>
> Quando fui pegar minha prescrição na farmácia, não recebi orientações do farmacêutico, e acabei pesquisando a posologia na internet. Pelo visto,

eu precisava esfregar o creme na parte de trás das coxas todos os dias. Achei meio exagerado. O creme que minhas amigas usavam só precisava ser passado em pequena quantidade na parte de trás das panturrilhas. Mas resolvi experimentar.

Após pouco tempo de uso, comecei a me sentir bem esquisita. Passei a ter episódios de algo que só posso descrever como fúria completa, tudo direcionado ao meu marido. Comecei a inventar histórias sobre ele me trair. Na verdade, tenho poucas lembranças dessa época, mas, pelo visto, entre novembro e janeiro, fiquei enlouquecida a ponto de quase acabar com o meu casamento. Também passei a ter queda de cabelo e ganhei ainda mais peso.

Finalmente, mandei uma mensagem para meu clínico geral; disse que estava engordando e que queria fazer um exame de sangue. Quando fui ao consultório, ele se sentou comigo e perguntou:

— O que você tem feito de diferente nos últimos tempos?

Respondi:

— Bem, estou usando um adesivo de estrogênio, e comecei um tratamento com testosterona há alguns meses. E, ultimamente, ando dizendo coisas bem loucas para o meu marido e sinto raiva o tempo todo.

— Quanto de testosterona você está suplementando?

Eu respondi, e os olhos dele ficaram tão esbugalhados, que quase pularam fora. Os 30 tubos receitados deveriam durar 270 dias. Usei tudo em 27.

— Ah, não — disse ele. — Você está usando uma dose absurda, e é por isso que está psicótica!

Hoje vejo como é absurdo o fato de que eu estava preocupada com meu peso e não com estar *completamente psicótica*.

Não voltei na ginecologista, mas mandei uma mensagem para ela, dizendo apenas: "Quando escrevi avisando que estava tendo uma reação adversa ao medicamento, você nunca me perguntou qual era o problema."

Depois, ela respondeu que presumiu que eu estava tendo questões com o meu cabelo. Ela nunca mencionou a possibilidade dos ataques de fúria. E senti que ela não me ofereceu qualquer orientação sobre o processo. Felizmente percebi o problema antes de perder completamente a cabeça e acabar com o meu casamento, mas nunca vou conseguir recuperar as semanas que perdi!

É importante saber que um médico pode ajudar a determinar a dose de testosterona para você ter o máximo de vantagens sem efeitos colaterais graves. Quando usei o hormônio, me sentia um pouco agitada e ansiosa o tempo todo, e não senti que valia a pena. Provavelmente poderia ter feito ajustes para encontrar a dosagem certa, mas preferi interromper o uso.

No entanto, na minha última consulta, minha ginecologista me convenceu a tentar de novo, e dessa vez estou gostando bastante. Talvez a dosagem esteja certa agora, ou talvez eu não precisasse do tratamento antes. A lição que aprendi é não descartar algo para sempre só porque não deu certo dez anos atrás. A menopausa é uma jornada. Circunstâncias e corpos mudam, e produtos evoluem (e pelo menos eu não estava usando uma dose dez vezes maior do que a prescrita).

"Ninguém conhece seu corpo melhor do que você", disse a Dra. Javaid, nos incentivando a confiar nos próprios instintos quando se trata da nossa saúde e a encontrar parceiros que estejam abertos a conversar sobre essas questões. Sexualidade é um negócio complicado!

Uma amiga me disse que, quando tentava transar, a sensação que tinha era como se "cem facas estivessem perfurando minha vagina".

"Se você prescreve medicamentos para uma mulher ter mais desejo, mas ela continua sentindo dor durante as relações, ela não vai transar", disse a Dra. Javaid quando mencionei essa questão. "Se o parceiro se sentir rejeitado, ficar com raiva e começar a criar problemas, mesmo que o desejo dela aumente, se o relacionamento não melhorar, a paciente não verá resultado com um medicamento para aumentar a libido. Isso não quer dizer que não tenha funcionado. Quer dizer que você não ofereceu a ela todo o panorama de cuidados necessários."

Mesmo mulheres que ainda não estejam na perimenopausa evitam sexo se não se sentirem emocionalmente conectadas aos parceiros, enquanto homens tendem a se sentir conectados depois de transar. Então, pode-se criar um ciclo de distanciamento ou evitação. Quando as questões fisiológicas entram em cena, essa diferença tem a capacidade de se transformar em um problema insuperável se você não estiver disposta a ter conversas adultas bem difíceis. Isso pode significar se expor, falar a verdade nua e crua e ser honesta sobre a ausência da suposta perfeição do seu corpo. Tudo isso pode se tornar a forma mais incrível de preliminar se feito do jeito certo. Descobri que expressar com todas as letras nossos desejos e nossas necessidades faz com que todo mundo os entenda bem mais rápido.

Precisamos ignorar mensagens que dizem que há uma forma certa ou errada de fazer as coisas, ou que somos insuficientes se não nos comportarmos como as mulheres na televisão ou de filmes pornôs, parecendo ter orgasmos sem precisar de nada além de alguns minutos de penetração sem lubrificante, conversas ou preliminares. A verdade é: menos de 30% das mulheres conseguem chegar ao orgasmo apenas com penetração sexual, e, mesmo com qualquer que seja o estímulo de nossa preferência, levamos uma média de quatro a dez minutos para chegar ao clímax sozinhas, e entre dez e vinte minutos com um parceiro.

O sexo oposto também costuma ter dificuldades sexuais nessa fase da vida. "O corpo de um homem na meia-idade também muda", disse a Dra. Kelly Casperson. "As ereções não serão tão boas quanto eram quando ele tinha 23 anos. E algumas posições também não dão mais certo. Como podemos lidar com isso para ainda ser capazes de ter uma vida íntima?" É comum ainda que homens na meia-idade não recebam as melhores orientações médicas, e isso pode afetar suas parceiras. Muitos especialistas com quem conversei disseram que há homens que são orientados a tomar Viagra sem ser questionados sobre absolutamente nada.

A Dra. Casperson me disse: "Quando um homem me pede uma receita de Viagra, eu pergunto: 'Você conversou com a sua parceira? Ela está interessada? Ela procurou um médico? Ela usa estrogênio vaginal?' Em nove entre dez vezes, eles respondem: 'Não conversei com ela.' Então replico: 'Você veio ao meu consultório querendo Viagra para se relacionar com outra pessoa e não conversou com ela sobre isso? Onde vai enfiar seu pênis?'"

Já perdi a conta de quantas mulheres me disseram que queriam que os parceiros tivessem conversado com elas antes de decidirem tomar Viagra. Se uma mulher não tem lubrificação e não recebe as preliminares emocionais e físicas necessárias, não será uma boa notícia se seu companheiro subitamente quiser dar no couro a noite toda!

Por sorte, há ajuda disponível para praticamente qualquer situação sexual com a qual você possa estar lidando durante a menopausa. Tenho amigas que reencontraram o desejo sexual após essa fase de muitas formas, incluindo mudanças no estilo de vida, terapia hormonal, pornografia e vibradores. Não há vergonha alguma em pedir ajuda, assim como não devemos ser machistas (ou femachistas?) em achar que precisamos "aguentar tudo".

"Minha mãe me disse que eu devia ter um parto natural, porque o dela foi assim", contou a Dra. Casperson. "Eu já era formada em medicina nessa época. Falei: 'Mãe, as pessoas tomam analgésicos quando quebram o fêmur. Tenho certeza de que vou tomar uma anestesia quando tiver um bebê. A dor me parece equivalente. Você usa sapato, dirige um carro, tem ar-condicionado. Por que só quer ser natural quando se trata da sua vagina? Não faz sentido.'"

Vibrador, estrogênio vaginal, mais comunicação, remédios para a libido — tudo isso pode contribuir para uma experiência melhor de sexualidade na meia-idade. Sexo pode e deve ser divertido. Tenho uma amiga que, quando deixou de ser fértil e entrou na menopausa, disse que estava "fechada para negócios, aberta para o prazer!".

A Dra. Emily Morse, apresentadora do podcast *Sex with Emily* [Sexo com Emily, em tradução livre] e autora de *Smart Sex* [Sexo inteligente, em tradução livre], me disse que fingiu ter orgasmos até os 35 anos. Ela contou que só foi entender o que lhe dava prazer quando chegou à meia-idade e se deu conta de que passava apenas 3% do tempo fazendo essas coisas. "O prazer é produtivo" e "Prazer gera prazer", declarou ela. (Falando nisso... Por favor, podemos começar a dar vibradores de presente de aniversário para nossas amigas após os 40 anos?)

Apesar disso, é óbvio que não há nada de errado em parar por completo! Tenho amigas que simplesmente *cansaram* de sexo, e que bom para elas. Minha mãe sempre dizia o seguinte sobre envelhecer: "Você entra na fase do jardim da vida, quando gosta de ficar vendo as coisas crescerem aos poucos." (E eu sempre pensava: *Hum, moro na cidade. Não tem jardim perto de mim. E, apesar de adorar flores e plantas, tenho dois filhos e um cachorro, e alguns anfíbios que precisam se alimentar de grilos e minhocas. Não tenho capacidade de cuidar de mais seres vivos no momento.* Pessoalmente, prefiro lidar com as coisas entre quatro paredes.)

Não existe nenhuma obrigação de sermos sexualmente ativas ou sensuais nesta ou em qualquer outra fase da vida. Conheço mulheres que transferiram essa energia para o trabalho ou para as amizades e são muito felizes. E há vários relacionamentos saudáveis que se baseiam em tipos diferentes de intimidade. Uma amiga disse: "Nós ficamos abraçadinhos e assistimos a filmes, e é assim que ficamos íntimos." E outra: "Se eu nunca mais transar, tudo bem. Tenho outras prioridades agora."

Enquanto isso, Liz, outra amiga minha, tem 70 anos e está no auge da sua vida sexual.

Assim como eu, Liz não recebeu muitas informações da mãe. "Mamãe ficava indignada com o quanto todo mundo reclamava sobre envelhecer", contou. "Ela dizia: 'Podemos mudar de assunto? Pois é, estou na menopausa... mas, me conta, que livro você está lendo?'"

Por causa disso, minha amiga pensou que encararia bem a menopausa. Afinal, a mãe dela teve seis filhos, e até que lidou bem com tudo! (Hoje em dia, ela acha que a mãe devia estar sofrendo, mas ignorava a dor.)

Então Liz ficou surpresa com o impacto que a transição causou em sua vida: "Na perimenopausa, engordei demais, uns 30 quilos. E sempre tive muita libido, mas, do nada, tudo ficou instável. Às vezes eu estava no clima e queria muito, até mais do que quando tinha 20 anos. E, em outros momentos, nada. Não tinha interesse algum. Na verdade, comecei a ficar obcecada por jardinagem e, ao contrário da minha mãe, eu detestava jardinagem! Também fiquei obcecada por comida. Quando transava, ficava olhando por cima do ombro do cara, pensando: *Queria uma pizza*. E começava a pensar nisso durante o sexo: uma pizza de pepperoni quentinha. Com o tempo, parei completamente de querer transar. Essa parte de mim morreu."

Liz ouviu falar sobre a terapia de reposição hormonal e pensou que o tratamento poderia ajudar, então foi ao médico. Porém, como sua mãe havia morrido de câncer de mama aos 67 anos e o médico não era especialista em menopausa, ele disse: "De jeito nenhum." Mesmo sem Liz ter a mutação do gene BRCA, que aumenta o risco de desenvolver câncer de mama.

Um médico até falou para ela: "Quando as mulheres vão começar a aceitar o ritmo da vida? Vocês têm a adolescência, têm os 20 e 30 anos, têm filhos, e agora estão entrando em outra fase."

Que absurdo! Aquela mulher alegre e fogosa estava sofrendo, e o médico basicamente lhe deu um tapinha nas costas e disse que era assim mesmo.

Por fim, ela pesquisou os hormônios por conta própria e entendeu que provavelmente seria seguro tomá-los. Encontrou um novo médico, o qual prescreveu a reposição em doses baixas, e sua vida ficou muito melhor.

"Meu clitóris voltou a latejar!", exclamou Liz. "Quando um homem me liga, fico molhada só de conversar. Tenho 70 anos e quero que mulheres mais jovens saibam que a vida não precisa acabar com a menopausa. Ainda tenho muito a viver. Mais do que você imaginaria. Meu lema é dizer 'sim' para tudo. Tenho confiança na minha aparência. Aprendi a ser mais generosa, aberta e carinhosa. Quando você olha ao redor e para de ficar obcecada com toda e qualquer questão internamente, se sente cheia de vida. Meu telefone está explodindo de mensagens sensuais do homem que desejo. Topo qualquer aventura na hora. Estou na minha melhor fase. Eu mereço."

Com essa idade, já tivemos nossa cota de experiências, tanto boas quanto ruins, e aprendemos com ambas. Não somos guiadas pelo desejo de reproduzir nem pelo medo de engravidar. Estamos dispostas a dizer: "Não, não toque aí. Toque *aqui*."

Acredito que certas mulheres se tornam mais sexuais quando envelhecem porque se conhecem melhor e perdem a falta de jeito da juventude. Talvez você precise se organizar melhor — mais uma vez, pode ser uma boa deixar o lubrificante à mão; porém, quanto mais confortável nos sentimos com nós mesmas e quanto mais conhecemos os nossos desejos, mais podemos pedir para nossos parceiros e mais prazeroso se torna o sexo para todos. Lidar com verdades duras e se livrar da vergonha é muito libertador.

O que deviam nos contar sobre sexo na menopausa

- O desejo sexual costuma diminuir nessa fase da vida, mas o equivalente feminino da disfunção erétil, o transtorno do desejo sexual hipoativo (TDSH), pode ser tratado.
- O Índice da Função Sexual Feminina avalia seis áreas: desejo, excitação, lubrificação, orgasmos, satisfação e dores. Uma mulher pode não ter problemas com nenhuma delas, ou pode ter dificuldade até nas seis ao mesmo tempo.
- Existe uma diferença natural e normal entre parceiros do sexo masculino e feminino quando se trata de alcançar o orgasmo. Para nós, o tempo médio desde o começo da relação sexual até o orgasmo costuma ser de quatro a dez minutos sozinhas, ou de dez a vinte minutos com um parceiro. Também é muito comum que mulheres precisem de algo em vez (ou além) da penetração para chegar ao clímax.
- Incontinência urinária, infecções recorrentes e ressecamento vaginal podem contribuir para a redução de desejo sexual, mas cremes vaginais com estrogênio podem ajudar nessas questões.
- Ficar "enferrujada" é um mito. Isso veio de um estudo que mostrava a correlação entre a frequência de relações sexuais e a ausência de dor durante o sexo. É loucura dizer para uma mulher que ela deve transar para se proteger de uma mudança hormonal que pode causar mais dores durante relações.
- O estrogênio vaginal é capaz de ajudar em muitos sintomas do transtorno do desejo sexual hipoativo. Mudanças de estilo de vida também interferem, assim como a testosterona (na dose certa!). A comunicação costuma ser um fator importante para o prazer sexual das mulheres.

CAPÍTULO QUATRO

VERGONHA

Vergonha. Que assunto difícil. Por onde começar? Para mim, as comparações constantes começaram na puberdade. Com 12 anos eu e meu irmão fomos matriculados em internatos. A convivência constante com cerca de trinta garotas me tornou extremamente consciente da lentidão com a qual meu corpo se desenvolvia. Havia competições explícitas e implícitas entre as meninas: *Quem tem o maior peito? Quem já encheu o sutiã de lenços de papel? Quem já menstruou? Quem já pegou alguém? Quem tem pelos pubianos?* Nós éramos como detetives desvendando um assassinato. Passávamos horas falando sobre tudo isso, vibrando de ansiedade. Eu sempre era a última em tudo, e vivia com medo de todas descobrirem.

Aos 14 anos, eu ainda não tinha menstruado. A única outra garota que estava nessa mesma situação era uma amiga minha. Até o dia que ela veio correndo e me disse:

— Consegui! Desceu!

Eu fiquei arrasada. Seria eu deixada para trás?

— Não, você não menstruou! — falei para minha amiga. — Aposto que não. Você não pode me deixar sozinha nessa!

— Menstruei, sim! — disse ela. — Vem ver!

Ela me puxou para o banheiro e me mostrou seu *modess*, como chamávamos os absorventes na época, com um rastro de sangue.

— Ai, meu Deus. É verdade — exclamei, como se tivesse recebido uma notícia terrível.

Olhar para aquele absorvente me fez entrar em pânico: significava que eu seria indesejável e tinha fracassado em me tornar uma mulher! A festa da vida adulta ia de vento em popa, e eu era a única de fora. Pensei: *Preciso dar um jeito de fazer parte disso. Preciso.*

Então tomei uma atitude a qual, na minha cabeça, me tornaria parte do clube: comprei uma caixa de absorventes internos. Tranquei-me no banheiro e passei uns 45 minutos enfiando um deles dentro da minha vagina ainda sem sangue. Eu com certeza não estava menstruada, mas, quando trocasse de roupa ou saísse do banho, queria que qualquer garota que olhasse para mim e visse a cordinha soubesse que eu era Uma Delas.

Pela minha experiência, muito pouco sobre ser uma menina ou uma mulher não envolve vergonha. Aqui vão algumas das coisas sobre as quais nos envergonhamos: não ter menstruado ainda ou ter um fluxo intenso demais. Fazer uma cesárea, tomar anestesia epidural, não amamentar no peito, não ter filhos, ter muitos filhos. Não trabalhar o suficiente ou trabalhar demais. Ser feminina demais, ser intimidante demais. Ser molhada demais, ser seca demais. Ser pequena demais, ser mulherão demais. Ser ambiciosa demais, ser preguiçosa demais. Ser piranha demais, ser frígida demais. Importar-se demais com a própria aparência, importar-se de menos… Argh!

Nós guardávamos tantos segredos umas das outras quando éramos jovens, e por quê? Aprendi a me masturbar com a revista *Cosmopolitan* e passei um verão inteiro lendo cenas de sexo em livros do Sidney Sheldon, apesar de ter muita vergonha para tocar no assunto com as minhas amigas. Imaginem quantas informações e quantos momentos de conforto poderíamos ter oferecido umas às outras se não nos sentíssemos tão ansiosas sobre prazos aleatórios, tão obcecadas com o que significaria para potenciais relacionamentos se as coisas acontecessem rápido ou devagar demais, tão *assustadas*.

Hoje, olho para trás e vejo a ironia dos meus anos de internato. Passamos a primeira parte da vida desejando ser mais maduras e mais velhas. Então, em algum momento no caminho, surge a pergunta: *Como posso parecer mais jovem? Como permanecer jovem?*

Essa sensação de ter a idade errada me acompanhou até Hollywood. Por que sempre me senti jovem ou velha demais, mas nunca com a idade certa? Por muito tempo, fui a pessoa mais nova nos sets. Desde então, me tornei uma das mais velhas. Por que nunca, nem uma única vez em décadas de filmagens, me senti no meio-termo? Passei muito tempo com medo de falar sobre a menopausa, tomei hormônios em segredo, sem tocar no assunto nem com pessoas próximas. Aos poucos, fui tentando me abrir, fazendo piadas com amigas sobre quedas de estrogênio e coisas do tipo. Seguia tentando encontrar um jeito fofo de dizer que estava na menopausa sem precisar declarar isso com todas as letras. Mas, conforme fui testando o terreno, a admissão frequentemente era recebida com uma risada nervosa ou um "Ah, deixa de ser boba. Ainda é cedo demais para isso". Era a confirmação de que meu corpo tinha fracassado. A vergonha aumentou.

Não era bom para mim viver daquela maneira. Não ter uma válvula de escape para meus medos e sentimentos me afetava profundamente. Eu me sentia sozinha. Assim como parecia que eu não podia falar de forma aberta sobre a infertilidade, agora, alguns anos depois, era como se precisasse manter um segredo que eu guardava a sete chaves.

Eu me martirizava com perguntas sobre meu valor: *Ainda posso interpretar protagonistas?* Parecia que a menopausa não era só o fim da menstruação. Era também o fim de *tudo*: da fertilidade, da sexualidade, da alegria — e da minha capacidade de ser sincera com outras pessoas a respeito do que acontecia comigo.

Carregar um fardo desses é insustentável, mas passei muito tempo sem saber explicar o quanto me sentia sensível e como ainda não entendia o que estava acontecendo.

Quando liguei para a Dra. Jen Gunter, especialista em menopausa, para perguntar o que achava sobre a vergonha, ela disse que o sentimento está conectado a todos os aspectos de ser mulher: "Basicamente, tudo com que lido no meu trabalho é carregado de vergonha, e isso é bem triste. Atendo a pessoas com problemas de saúde vaginal, e elas acham que suas vaginas fedem, assim como atendo aquelas com problemas na vulva, e essas acham que suas vulvas são feias. E então atendo a pessoas que se sentem completamente invisíveis ou envergonhadas porque estão na menopausa.

"Na minha opinião, faz muito sentido ter esses medos na sociedade em que vivemos. Você só tem valor para o patriarcado se for uma boa reprodutora. E então, quando para de procriar, o ideal é que cale a boca e desapareça. Por sinal, você precisa ser uma boa reprodutora com uma vagina apertada, porque homens não entendem como elas funcionam. Se a sua mãe cresceu dentro desse sistema, e a mãe dela cresceu dentro desse sistema, e a mãe *dela* cresceu dentro desse sistema, e assim por diante, então estamos imersas nele há séculos. Nós não estamos tão longe assim de um cenário bem ruim."

Concordo com ela. Na indústria do entretenimento, vemos homens na casa dos quarenta ou cinquenta anos namorando mulheres de 24. "Todas as mulheres que vemos na televisão se parecem", disse a Dra. Gunter. "Enfiam por nossa goela essas mensagens sobre virgindade, sobre a ideia de que, depois que deixamos de ser úteis para os homens, somos descartáveis. É muito próximo de *O conto da aia*. Seu valor está em ser esposa, em ser mãe, não uma pessoa. Já participei de reuniões de departamento em que me disseram para procurar ajuda psiquiátrica por ficar exaltada a respeito de um assunto. Eu não estava chorando, não estava berrando. Estava apensas dizendo 'Isso é inaceitável'."

Geralmente, mulheres mais velhas em filmes e na televisão estavam sempre aprontando, sendo meio doidas. Não que isso não gerasse um ótimo efeito cômico. Sempre adorei a série de comédia britânica *Absolutamente fabulosas*. Nossa, as duas mulheres de meia-idade exageradas que estrelavam o programa eram hilárias, e, mesmo que eu fosse detestar ser a filha maltratada da história, adorava as personagens de Edina e Patsy. (Eu me identificava com a filha sem graça, Saffy, porque eu era tímida e minha mãe era ousada — ela apareceu em um evento da escola uma vez usando uma calça de couro apertada e botas de plataforma, e sei que ela não se importaria se eu dissesse que ela é um tanto atrevida.)

Olhamos para o mundo exterior para determinar o que é "normal". E então quase não há limite para o que faremos com nós mesmas para tentar nos sentir normais, para combater a solidão e a vergonha em relação ao fato de os nossos corpos não serem iguais aos das mulheres que vemos ao redor. A insegurança e a sensação de isolamento começam na juventude, e, para mim, como um bumerangue da vergonha, elas voltaram quando entrei na menopausa. Historicamente, a menopausa era considerada algo tão vergonhoso que as pessoas nem usavam o nome certo para se referir a ela, preferindo eufemismos como: "a passagem", "segunda primavera", "verão particular", "aposentadoria ovariana".

Falta aos médicos o treinamento apropriado, por isso eles decidem que suas pacientes que estão passando por dificuldades estão apenas cansadas, deprimidas ou confusas. Esse é um dos principais fatores para a jornada dolorosa de vergonha pela qual as mulheres passam na menopausa — porque se sentem hipocondríacas ou sentem que não receberam o apoio do qual precisavam, se fechando e se isolando.

Por muitos meses, sofri com um ombro travado, e sentia muita dor. Imaginei que o problema passaria sozinho em algum momento; mas, após um ano inteiro de dores constantes, fisioterapia e conversas com amigas que passaram pela mesma coisa, fui a um médico. Expliquei que a dor prejudicava meu sono e ocorria havia muito tempo.

Uma ressonância magnética foi solicitada. Quando voltei ao médico, ele perguntou:

— Como você se machucou?

— Eu não me machuquei — respondi. — Comecei a sentir dores há um ano, e não melhorou até hoje. Algumas amigas me falaram que pode ter relação com a menopausa. Elas disseram que pode ser algo chamado de "ombro congelado", e...

— Certo, é capsulite adesiva, mas vamos tentar uma injeção de corticoide e ver se melhora — disse ele com um sorriso sabichão.

O médico parecia achar fofo eu acreditar que entendia de qualquer coisa melhor do que ele. Seu tom parecia insinuar *Quem você pensa que é para questionar um profissional?*.

Com outro médico, mais jovem do que o primeiro, foi a mesma situação. Ele sorriu e pareceu desconfortável quando falei a palavra "menopausa", então imediatamente também me senti desconfortável. Apesar de eu não esperar que ele ou o primeiro rapaz entendessem muito sobre o assunto, pois não era a especialidade deles, não esperava ser questionada como se fosse uma criança: "Tem certeza de que você não se machucou e esqueceu?"

Porém, com o segundo médico, mais próximo da faixa etária dos meus filhos do que da minha, fui incisiva. Insisti que ele pesquisasse "menopausa" e "ombro congelado". Falei:

— Por que não pode existir uma conexão? Há receptores de estrogênio pelo corpo todo. O ombro congelado acontece com mais frequência em mulheres entre 40 e 60 anos. Várias amigas minhas têm o mesmo problema.

Ele me disse que nunca tinha ouvido falar dessa conexão e que essa conclusão devia ser incidental. Ele parecia pensar em mim do jeito que médicos pensam em nós quando reclamamos: uma mulher cricri. (Só para deixar claro, acho que a injeção ajudou, mas, quatro meses depois, voltei a sentir uma dor chata quando me deito na cama.)

O patriarcado limitou a educação dos médicos sobre o efeito da menopausa no corpo da mulher. A diferença de atendimento de saúde entre os gêneros é enorme. Se quisermos parar de ficar nos remoendo de vergonha, muitas mudanças são necessárias. As mulheres precisam ajudar a transformar a narrativa. Não sofram. Não partam do princípio de que vamos sofrer. Peçam ajuda. E daí se, por causa da própria ignorância, um médico achar você ridícula? *Você* paga pelo trabalho *dele*. É dever dele levar suas queixas a sério, mesmo desconfiando de que esteja errada.

Outra questão que gera vergonha: sexo, principalmente a vontade de que seja prazeroso. Algumas mulheres que entraram na menopausa devido a tratamentos de câncer e reclamam de dor durante relações sexuais basicamente precisam escutar: "Você devia estar feliz por continuar viva."

Dá para imaginar uma coisa dessas? Como se a mulher devesse ter vergonha de querer aproveitar a vida ao máximo!

"A grande maioria das pacientes que atendo é de mulheres com câncer de mama que também se incomodam com as mudanças na sua vida sexual após o tratamento", disse a Dra. Stacy Lindau. "Veja bem, se a mulher com câncer de mama já não estiver na menopausa quando começa a se tratar, a quimioterapia provavelmente vai acelerar o processo, independentemente da idade dela. E isso costuma acontecer com um início mais abrupto e extremo dos sintomas. Não é incomum elas apresentarem ressecamento extremo, irritações na região genital, tanto na vulva quanto na vagina, perda de sensações no clitóris e até — nos casos de mulheres que fazem hormonioterapia — o achatamento do clitóris ou a sensação de *Para onde ele foi?*.

"Imagine se tratássemos o sexo oposto na meia-idade com medicamentos que encolhessem seus pênis ou o tornassem irreconhecível. Os médicos *mencionariam esse efeito colateral* e, inclusive, homens jamais aceitariam um tratamento desses. Porém, com as mulheres, fizemos pouquíssimo para entender o impacto dessas drogas no tamanho, no volume e na sensibilidade do clitóris, até mesmo para oferecer a elas orientações com base na ciência. Entretanto, faz mais de 15 anos que vejo mulheres com câncer de mama tomando inibidores de aromatase. Então tenho boas evidências empíricas no meu consultório sobre o que acontece."

Vamos parar por um instante para deixar claro que a menopausa precoce é causada pelo tratamento de câncer em muitas mulheres e elas, consequentemente, precisam lidar com problemas de saúde sexual. E, mais uma vez, talvez elas façam isso enquanto escutam que deviam estar felizes por terem sobrevivido.

Da mesma forma, creio eu, muitas mulheres sofrem violência obstétrica no parto, mas escutam que deveriam estar gratas por terem um bebê saudável. Após minha cesárea, chorei por não ter conseguido dar à luz meu filho "de forma natural", e fiquei com um corte imenso no corpo. Estava tão determinada a parir por via vaginal na segunda gravidez que, com 36 semanas de gestação, demiti minha ginecologista após ela dizer que estava apenas querendo me agradar quando falava de VBAC (parto normal após cesárea). Com o novo médico, acabei tendo outro parto traumático, que fez o bebê passar três dias na UTI neonatal, enquanto eu assumia toda a culpa.

Ainda bem que passei a me importar bem menos com a opinião dos outros em todos os aspectos da vida. Talvez seja porque finalmente entendi que sentir vergonha é *exaustivo*, e que não tenho energia para isso. Conversar com amigas, com Billy, que é tão compreensivo, e falar publicamente sobre minhas experiências foram atitudes que aliviaram demais a vergonha e me deram a capacidade de dar de ombros ao encarar a realidade do meu corpo menopáusico.

Isso ficou bem claro para mim em um dia quando estava na farmácia. Tinha ido comprar minha terapia hormonal, um remédio para uma infecção urinária e uma pomada para candidíase. Quando fui pagar, o caixa anunciou no microfone:

— Verificação de preço, corredor quatro, setor de cuidados íntimos femininos...

Ai, meu Deus, pensei, me sentindo uma adolescente comprando absorvente. Os farmacêuticos debateram minha compra de Vagisil em alto e bom som enquanto uma fila se formava atrás de mim.

Quando me virei para ir embora, vi um pai da escola dos meus filhos. Notei a presença dele um segundo antes de ele notar a minha, então desviei o olhar, torcendo para ele entender a deixa e não vir falar comigo agora que a farmácia inteira sabia que minha vagina passava por uma fase difícil.

Ele não entendeu.

— Naomi, que bom te ver! Como você está?

Hum, depois disso tudo, acho que você sabe como estou, Ted.

Mas e daí? Se ele não entendia como funcionava o corpo de uma mulher na meia-idade, talvez devesse.

— Estou bem, Ted, obrigada — respondi. — E vou ficar ainda melhor agora que comprei meus remédios. Bom te ver também.

O que deviam nos contar sobre a vergonha

- Quando nos comparamos com outras mulheres, todas saem perdendo. Um lado bom da menopausa é que essas comparações tendem a acabar. Ao conseguirmos falar abertamente sobre a complexidade da nossa experiência, podemos superar isso o quanto antes.
- Todas nós temos problemas com nossos corpos de vez em quando; isso não quer dizer que há algo de errado com a gente ou que temos de sentir vergonha se precisarmos de ajuda.
- Mulheres na meia-idade frequentemente passam por uma fase em que se sentem invisíveis, o que faz sentido em uma sociedade na qual o valor da mulher é extremamente associado à noção de beleza, sexualidade e reprodução.
- Nós podemos confiar no nosso próprio taco sobre muitas coisas, e podemos aprender a lutar por saúde.
- Guardar segredos é exaustivo. "Sair do armário" como uma mulher na menopausa talvez ajude a amenizar qualquer vergonha que você esteja sentindo, e também ajudará outras mulheres a sentir menos vergonha.

CAPÍTULO CINCO

ANSIEDADE, RAIVA, PÂNICO, DEPRESSÃO, LUTO

Dizem que a menopausa é como a puberdade ao contrário, e, para muitas mulheres, a experiência espelha um pouco aquela primeira fase. Faz sentido, porque a variação hormonal está diretamente relacionada ao humor, e é comum ter altos e baixos emocionais nessas duas épocas da vida.

Uma mulher que já saiu da menopausa e está ótima me contou que passou anos se sentindo péssima: "Tinha ondas de calor tão intensas que parecia que estava tendo um ataque de pânico ou de raiva. Era como uma *fúria extrema*. Queria arrancar minha pele e *chutar as coisas*. Várias vezes tive vontade de arrancar a roupa e chutar o fogão. Nós morávamos em um apartamento minúsculo, e eu me escondia dos meus filhos no armário porque sentia muita raiva e não queria que eles vissem esse meu lado."

Outra se recordou da intensa experiência da mãe com a menopausa: "Uma vez, ela jogou um frango cru em mim. Um *frango inteiro*."

Fiquei impactada ao descobrir que o ciclo de ansiedade-raiva-pânico afetou até a Dra. Suzanne Gilberg-Lenz quando ela tinha quarenta e tantos anos. "Fiquei enlouquecida. Nunca tive TPM. E aí, do nada, estava enfurecida. Era bem pesado. Não foi nada legal. Minha assistente confessou que todo mundo no consultório sabia meu ciclo por causa do meu comportamento. E *eu* não sabia."

Assim como eu, a Dra. Gilberg-Lenz não teve conversas com as mulheres mais velhas da família: "Minha mãe era incrível, mas cresceu nos anos 1950. Ela não me contou nada. Eu não tinha nenhuma noção. Quando comecei a conversar com as minhas pacientes sobre o que tinha aprendido e como as variações de humor podiam ter conexão com o que estava se passando com elas, às vezes escutava 'Isso não pode estar acontecendo comigo!'. Era como se eu tivesse acabado de dizer que elas estavam com câncer. 'Não pode ser *menopausa*!' Como se isso fosse matá-las."

Durante um intervalo em uma conferência que a Stripes Beauty organizou com a comunidade on-line The Swell, a Dra. Ellen Vora, especialista em psiquiatria holística e autora do livro *Ansioso, e agora?*, compartilhou um pouco de seus conhecimentos. “Os anos de peri e pós-menopausa são tempestuosos para a saúde mental”, disse ela. “O que vejo são níveis astronômicos de ansiedade — e por um bom motivo. A mudança hormonal afeta diretamente a saúde mental, mas também compromete o sono, que, por sua vez, contribui para a depressão e a ansiedade. Se juntarmos a isso todas as transições de papel pelas quais passamos nessa idade, podemos estar presas entre criar filhos pequenos e cuidar de pais idosos. Temos adolescentes na casa, e depois precisamos lidar com o ninho vazio. Ao mesmo tempo, passamos a ser vistas com outros olhos por nossa cultura, que valoriza a juventude acima de tudo. Portanto, é normal termos índices elevados de depressão e ansiedade.

“Todo mundo tem a própria experiência. Uma pessoa pode ter transtorno generalizado de ansiedade e viver em um estado crônico de baixa preocupação e tensão. Outra pode ter ataques de pânico do nada ou desenvolver traços de agorafobia. Em uma terceira pessoa, pode ser um aumento de sintomas de ansiedade social. E muita gente tem uma mistura de sintomas diferentes. Isso sem mencionar o aumento da sintomas depressivos.”

Perguntei se ela ouvia relatos como o meu: vamos a consultórios com esses sintomas, recebemos uma receita de antidepressivos e somos liberadas. “Ah, sim. Parte do problema é que os médicos têm pouco tempo — geralmente de 8 a 15 minutos com um paciente. Eles ficam sobrecarregados e atrasados, e quase não recebem instruções para lidar com emoções complicadas. Então, se você diz que está se sentindo mais ansiosa ou deprimida — ou, Deus me livre, se começar a chorar —, o médico logo pensa: *Como posso resolver esse problema nos sete minutos que restam?* Que escolha eles têm além de prescrever uma receita?

“Outro motivo para os médicos receitarem antidepressivos logo de cara para sintomas da menopausa é que a medicina ocidental tem uma compreensão muito falha da saúde mental”, diz a Dra. Vora. “Nós seguimos a hipótese monoaminérgica da depressão e da ansiedade. É o conceito de que questões de bem-estar são resultado de um desequilíbrio químico genético. Se nos sentimos deprimidos ou ansiosos, é porque estamos com serotonina baixa. Essa é a forma menos esperançosa de entender a saúde mental — e também a forma errada."

A Dra. Vora é uma das médicas que lutam por definições mais abrangentes: "Grandes meta-análises revelaram que, para depressão leve a moderada, o antidepressivo não tem um efeito tão diferente assim de um placebo. Quando ele funciona, é ótimo. Mas a maioria das pessoas que não tem a sorte de experimentar alívio suficiente dos sintomas pode acabar se sentindo sem esperanças e em pânico."

Ela continua:

> Na menopausa, quando a alteração do nível de estrogênio e progesterona é a origem verdadeira da depressão e da ansiedade, medicamentos psiquiátricos, voltados para a serotonina, não funcionam. É mais fácil encontrar alívio prolongado dos sintomas ao lidar com as causas subjacentes, seja com reposição hormonal ou mudanças no estilo de vida para ajudar o sono, a nutrição, a inflamação, a mobilidade, a saúde intestinal ou o estresse. É também importante lidar com necessidades psicoespirituais, como se permitir viver o luto, lidar com traumas não resolvidos e se conectar com a comunidade.
>
> Quando afastamos nossa narrativa de uma visão da saúde mental como um destino químico genético e nos voltamos para uma "mentalidade de crescimento" — pensando que é possível melhorar a saúde mental, que nunca ficamos empacadas, que sempre há formas seguras e acessíveis de nos ajudar —, nós nos sentimos empoderadas e esperançosas, e podemos, enfim, encontrar alívio duradouro para os sintomas.

A Dra. Vora entra em uma discussão atual sobre como antidepressivos talvez tenham sido exageradamente vendidos como solução para tudo. É um tema controverso, mas podemos concordar, creio eu, que deveríamos ter a possibilidade de escolha entre toda uma variedade de opções, sejam elas médicas ou não.

Segundo a Dra. Vora, enquanto algumas pessoas sofrem de uma depressão debilitante, tratada necessariamente com medicamentos, há casos em que nós mesmas podemos lidar com nossa saúde mental.

O primeiro passo é entender exatamente o que há de errado. A Dra. Vora explica que "temos a ansiedade verdadeira e a falsa. A segunda está relacionada ao corpo e pode ser *evitada* — ela acontece quando pulamos a primeira refeição, bebemos muito café, não dormimos o suficiente ou ficamos de ressaca. Após resolver a origem — mantendo a glicose estável, moderando o consumo de cafeína, priorizando o sono e passando mais noites sem beber —, a ansiedade falsa desaparece." Há várias estratégias simples e práticas que podemos tentar. Muitos dos pacientes da Dra. Vora tomam uma colher de óleo de coco ou de manteiga de amêndoas algumas vezes por dia para estabilizar a glicose, usam suplementos com glicinato de magnésio e melhoram a qualidade do sono ao fazer uma caminhada matinal no sol. Depois, usam óculos que filtram a luz azul após escurecer.

Por outro lado, a ansiedade verdadeira não é um "problema". A Dra. Vora diz: "Na verdade, é *certo* conseguirmos nos conectar visceralmente com o mundo ao nosso redor. Não é algo que deve ser visto como uma doença — e sim algo que devemos escutar. Penso na ansiedade verdadeira como uma cerca elétrica, nos empurrando de volta para o alinhamento quando precisamos corrigir nosso caminho. Para escutar a trombeta da verdadeira ansiedade, primeiro é preciso lidar com a falsa (caso contrário, vamos confundir uma queda de glicose com a nossa verdade interior), para então diminuir o ritmo, nos acalmar e escutar. Práticas úteis podem ser meditar, fazer exercícios de respiração, manter um diário, passar tempo na natureza, e minha favorita: curtir uma boa sessão de choro." Ela acrescenta: "Todos nós carregamos muitos lutos não processados, não metabolizados."

Fiquei feliz por ela mencionar o luto. Não falamos muito sobre isso, na minha opinião. Quando chegamos à menopausa, muitas de nós já passaram por ele, seja pela perda de um emprego, de um relacionamento, de uma gestação, ou pelos filhos saindo de casa, a morte dos pais, amigos que adoecem, ou um milhão de outras coisas. Muitas conhecidas me confessaram que sentem que também se perderam. "Por acaso me tornei a mãe extremamente sem noção de comédias adolescentes?", me perguntou uma amiga há pouco tempo. Chorar costuma ser uma reação apropriada ao que estamos passando.

A escritora Sigrid Nunez, vencedora do National Book Award por *O amigo* (participei da adaptação para o cinema), escreve lindamente sobre o luto e como o acolhemos. Ela diz que podemos sentir uma tristeza profunda por quem fomos e pela vida que poderíamos ter tido. Mas passar pelo luto não é uma tragédia. Só significa que somos humanas.

Ao participar do Chicago Humanities Festival, Nunez disse algo profundo. Ela falou sobre como reconhecer o que temos e o que não temos na meia-idade gera "certo tipo de melancolia em relação à vida, mesmo nas pessoas otimistas e geralmente felizes. Às vezes, essa tristeza inexplicável parece luto. Parte dela é pelo seu pai, falecido há dez anos, e essa dor nunca foi embora, mas também acredito vir da dor por outras coisas perdidas... A vida traz certa quantidade de perdas a cada dia. Nós as armazenamos. Elas se tornam parte da gente. Não podemos deixar que elas nos controlem, porque aí entramos em desespero, e não queremos isso. Queremos encontrar a força de viver com o luto, sem ignorá-lo."

E como lidar com ele e viver sem ignorá-lo? Chorando! Chore o quanto você puder! A Dra. Vora diz que chorar é uma "terapia grátis".

Nossa! Demorei tanto para me sentir bem chorando quando não estava sendo paga para fazer isso na frente das câmeras! Cresci na Inglaterra e na Austrália, onde qualquer emoção visível era malvista, e tínhamos de manter a "compostura" — é absurdo, eu sei!

E nem pense em falar sobre terapia para meus compatriotas britânicos! Isso era considerado indulgência ou egoísmo. Na geração dos meus avós, havia o estigma de que terapia era apenas para "gente doida". E também não podíamos ficar parados, lendo um livro. Isso era *coisa de preguiçoso*! Tínhamos que alimentar os animais, limpar os currais! Ninguém tinha tempo para ficar deprimido!

Então eu definitivamente comecei a terapia com um pé atrás. Dizia para mim mesma: *Estou reclamando do quê? Para de besteira!* Durante a meia-idade, minha mãe passou a rejeitar regras sociais e começou a explorar diferentes formas de autoconhecimento meio místicas. Dá para imaginar por que minha reação na adolescência era achar a terapia um negócio meio esquisito. Tenho certeza de que vivia revirando os olhos —

assim como vejo meus filhos fazendo sempre que falo sobre menopausa ou saúde sexual, ou até quando respiro muito alto.

Porém, desde que me mudei para os Estados Unidos, fui mudando aos poucos. A partir dos meus quarenta e poucos anos, passei a levar a terapia muito a sério, assim como outras maneiras de me sentir bem, incluindo meditação, ioga e exercícios físicos. Fui convencida sobre as vantagens de não apenas escrever regularmente em um diário, mas de ter um "diário do futuro" — colocar no papel os desejos para os próximos anos. Aprendi a me retirar de situações que me causavam ansiedade. Costumava ser obcecada em aceitar todas as oportunidades possíveis, mas agora não me incomodo em perder eventos. Continuo sendo muito sociável, mas bem menos. Detesto sair no meio da semana, e não o faço se puder evitar. Preciso acordar cedo com as crianças, e tudo que possa interferir nas minhas sete horas de sono se mostra uma impossibilidade. Recuso programas que não quero fazer — e até recuso os que quero de vez em quando. Fico longe de pessoas que sugam a minha energia.

Mantenho limites e tiro um tempo para mim. Quando meus filhos são grosseiros ou me irritam até chegar ao ponto em que estou prestes a perder a cabeça, saio para dar uma volta com a minha cachorrinha — "Vou levar a Izzy para passear e comprar leite!" —, na esperança de o ar fresco e uma pausa me ajudarem a recuperar a calma e recomeçar. Eu me permito descansar após semanas cansativas. Acompanho o ritmo dos meus interesses e deixo que os altos e baixos aconteçam.

Enquanto buscava equilíbrio na minha vida social, notei que a terapia hormonal me ajudou a manter um ritmo emocional estável. Para muitas mulheres, a terapia de reposição hormonal ajuda com mudanças de humor e com o sono, outra grande causa da volatilidade emocional. Não tenho a menor pretensão de dizer a outras mulheres o que elas devem fazer com o próprio corpo, mas quero que saibam que não há motivo para recusar a terapia hormonal de cara se ela não oferecer riscos para a saúde, e não há razão para sofrer.

É claro que também é possível encontrar mais qualidade de vida de outras formas, como simplesmente chegando à estabilidade da transição menopáusica. Muitas mulheres contam que se sentem melhor uma vez que param de menstruar — como se fosse uma recuperação, um retorno a si mesmas.

Voltando à mulher que mencionei anteriormente com a "fúria extrema": um médico prescreveu antidepressivos a ela. "Eles me deixaram mais estável, mas os remédios me causavam enjoo, e me fizeram engordar."

Ela tentou muitos tratamentos diferentes, desde suplementos até cremes caros, e nada dava certo. Sua filosofia antimedicamentos é a mesma de outra conhecida minha: "Para mim, parecia que os outros é que deveriam estar tomando remédios para resolver os problemas *deles* e assim se tornarem menos irritantes para *mim*." Então ela criou um plano.

Ela disse: "Vou parar com tudo. Vou cuidar do meu sono, da minha alimentação e da minha saúde como um todo." Foram necessários alguns meses antes de começar a notar as mudanças, e mais outros até de fato se sentir melhor. Dentro de um ano, essa conhecida encontrou um caminho para sair do inferno e deixou de se esconder no armário.

Para algumas mulheres, basta fazer mudanças no estilo de vida para resolver o problema. Para outras, a terapia hormonal é o caminho para se sentirem bem de novo. Nos próximos dois capítulos, falarei sobre quando vale a pena cogitarmos a reposição e, caso você decida fazer a terapia de reposição hormonal, como ela funciona.

O que deviam nos contar sobre variações de humor

- Nem toda ansiedade é ruim. Há diferença entre a verdadeira e a falsa.
- Um dos primeiros passos para lidar com variações de humor é estabilizar a glicose e ter um sono de qualidade.
- A depressão não é só uma questão de química cerebral. Podem existir outros fatores atrelados a ela, como estresse no trabalho, solidão ou falta de uma comunidade.
- Antidepressivos funcionam para algumas pessoas — e tenho várias amigas que se beneficiaram muito do uso deles —, mas não são a resposta para todo mundo.
- O luto não assimilado é real. Há muitas perdas para serem lamentadas nessa fase da vida. Chorar é uma terapia grátis.

CAPÍTULO SEIS

REPOSIÇÃO HORMONAL FAZ MAL?

Finalmente chegamos à questão prática do que de fato podemos fazer para tratar os sintomas mais intensos da menopausa. As dúvidas sobre a terapia de reposição hormonal (TRH) costumam ser muitas não apenas para nós, mulheres nessa situação, mas até entre médicos — foi o que descobri ao tentar reunir a opinião de todos os meus especialistas favoritos neste capítulo! A quantidade de opiniões diferentes é de deixar a cabeça de qualquer uma confusa — não é como assistir a uma partida tranquila de tênis; parece mais com a cabeça giratória de Linda Blair em *O exorcista*. Enquanto escrevia este capítulo ouvi informações conflitantes.

Decidi apresentar as opiniões de uma série de médicos em quem confio e mencionar os pontos nos quais eles discordam. Quando se trata de saúde, precisamos levar em consideração diversos fatores diferentes. Espero que compartilhar minha história e pesquisa ajude você a tomar as próprias decisões (com a ajuda de um profissional, é claro!).

Quando cheguei aos quarenta e poucos anos, sofria com suores noturnos e ondas de calor regulares, mas não contei para ninguém. Eu achava que tinha sorte por pelo menos não apresentar esses sintomas todos os dias, mas desejava desesperadamente sentir algum alívio. Ainda assim, ficava confusa sobre os hormônios em geral e sobre a terapia hormonal especificamente — a reposição hormonal me mataria ou salvaria minha vida? As duas opções pareciam muito radicais. Eu não tinha medo dos hormônios, porque havia tomado anticoncepcional durante boa parte da vida e entendia que mulheres às vezes os usavam como forma de controlar os sintomas iniciais da menopausa. Porém, eu me perguntava: *Qual é o meio-termo?* Venho falando sobre usar hormônios como forma de atenuar vários sintomas; vamos começar pelo começo, porque há muita desinformação por aí.

Hormônios são basicamente substâncias químicas que funcionam como mensageiros pelo corpo para mandar células e órgãos se comportarem de certas maneiras. Quando comecei a aprender que muitos aspectos do corpo feminino estão associados a eles — humor, crescimento capilar, saúde mental, sono, digestão, desejo sexual, fertilidade e basicamente tudo —, a experiência geral da menopausa começou a fazer mais sentido.

Para complicar ainda mais as coisas, a menopausa não segue uma fórmula idêntica para todo mundo. Enquanto algumas mulheres têm sintomas terríveis da perimenopausa por muitos anos, outras não sentem quase nada. Há mulheres que se aproximam da menopausa e passam anos com o fluxo menstrual muito intenso, do tipo que suja a roupa, enquanto para outras o fluxo fica mais leve, como era quando começaram a menstruar. Umas têm dez ondas de calor por dia, outras não têm nenhuma.

Aqui vai uma história muito comum que aconteceu com uma amiga minha: "Após seis meses de sintomas de menopausa e sem menstruar, tive o que só posso descrever como o fluxo mais intenso da minha vida. Foi uma merda. Minha taxa de ferro baixou tanto que precisei comer fígado. Três semanas depois, fiquei menstruada de novo, e de novo quatro semanas depois, e aí no mês seguinte. E comecei a pensar: *Tudo bem, o que está acontecendo? Minha menstruação voltou?* Agora, os sintomas da menopausa desapareceram. Ninguém consegue explicar essas coisas."

Quando uma mulher começa a sentir ondas de calor, é comum que faça exames para verificar seus níveis hormonais achando que eles vão indicar a duração aproximada dos sintomas. É quando ela descobre que não existe um exame para determinar se está no climatério. Fiquei sabendo que alguns produtos de farmácia que ajudam a verificar as taxas hormonais estão sendo lançados, mas ainda não há consenso sobre sua utilização. A Dra. Rocio Salas-Whalen, endocrinologista, diz: "A queda de estrogênio durante a transição não é linear e súbita. Ela lembra mais uma montanha-russa, subindo e descendo sem ordem ou momento específico. Por isso é difícil diagnosticar a perimenopausa com base em exames laboratoriais." Assim, podemos passar anos nesse chove não molha, sem saber ao certo se estamos na jornada da menopausa e, portanto, na dúvida sobre o que fazer para tratar os sintomas e prevenir uma gravidez.

Um dos desvios mais difíceis que já ocorreram durante a minha busca pelo tratamento adequado aconteceu em 2013. Eu tinha participado de filmagens em Moçambique. Alguns meses depois, já nos Estados Unidos, precisei mostrar meus comprovantes de vacinação ao me voluntariar para acompanhar uma excursão da escola dos meus filhos. Tive que tomar um reforço da vacina de tuberculose. Assim que tomei a vacina, meu braço inchou. Ele foi ficando cada vez mais vermelho e inchado. Fui parar na emergência. O médico achou que podia ser uma infecção. Como eu tinha marcado "suores noturnos" e "dores de cabeça" no questionário de anamnese, ele supôs que tuberculose seria uma possibilidade. Quando meu exame voltou com um positivo limítrofe para a doença (depois descobri que isso pode acontecer após tomar o reforço da vacina), todo mundo ficou apavorado. Precisei tirar um raio-X dos pulmões e fiz mil exames de sangue. Passei semanas sendo examinada até confirmarem que, na verdade, eu não tinha tuberculose. Mas, repito, os sintomas relacionados à perimenopausa simplesmente passaram despercebidos no meu prontuário!

Como hoje tenho muito mais informações, aqui vai uma explicação geral do que costuma acontecer com o nosso corpo quando entramos na perimenopausa: os níveis de estrogênio e progesterona (hormônios produzidos pelos ovários após a ovulação para manter uma gestação) começam a oscilar. As taxas de testosterona (comprovadamente benéfica para o orgasmo, a excitação e o prazer), que passam décadas caindo antes da menopausa, seguem em queda. Ao mesmo tempo, vemos um aumento nos níveis do hormônio folículo-estimulante (FSH), que sinaliza quando devemos ovular.

Durante a menopausa, quando o estrogênio diminui, o FSH aumenta. Caso este esteja consistentemente acima de 30 unidades internacionais por litro, é um sinal de menopausa. (O valor comum para uma mulher ainda fértil geralmente fica entre 5 e 21.) No entanto, ela é confirmada pelo FSH elevado apenas após passarmos um ano inteiro sem menstruar.

Tudo isso pode ser muito confuso — mesmo para mim, que já fiz mais exames hormonais do que gostaria. Apesar de ainda menstruar aos trinta e muitos anos e de ainda estar tentando engravidar, meus níveis de FSH alternavam entre 20, 30 e 40 e poucos — valores de alguém na menopausa. Porém, até que eu tivesse passado um ano inteiro sem menstruar, eu não estava "oficialmente" na menopausa.

Se eu estivesse na meia-idade nos anos 1990 ou nas três décadas anteriores, é provável que tivessem me receitado algum alívio dos sintomas da menopausa: terapia de reposição hormonal, dando estrogênio e progesterona (ou outros progestágenos) ao meu corpo; se tivesse passado por uma histerectomia, me ofereceriam apenas a terapia de reposição de estrogênio.

Esses hormônios podem vir na forma de comprimidos, cremes, sprays, anéis vaginais ou adesivos. A melhor versão para você será determinada por certas questões de saúde, valores, disponibilidade ou preferência pessoal. Ela também dependerá do estágio da menopausa em que você se encontra. Algumas dicas a respeito do jargão que envolve o tema: "Sistêmico" significa que você toma hormônios que percorrem o corpo todo e tratam os sintomas da menopausa. "Tópico" quer dizer que os hormônios são aplicados em um lugar, como o estrogênio em creme na vagina, ou o estrogênio tópico no rosto. Essas são doses baixas, que não aumentam muito os níveis do hormônio no sangue.

Caso você esteja na perimenopausa e não precise usar métodos contraceptivos ou tenha problemas para controlar o ciclo, talvez siga a "terapia de reposição hormonal cíclica" (o que significa tomar estrogênio todos os dias, mas progesterona apenas em parte do mês). Com ela, você pode continuar menstruando. Outra opção é um DIU hormonal, como o Mirena, associado à terapia de estrogênio. Ele oferece progesterona e reduz o risco de câncer de endométrio; com frequência diminui ou interrompe o sangramento, e serve como anticoncepcional. (Descobri que muitas mulheres têm certa relutância em interromper completamente a menstruação caso ainda estejam menstruando. E eu entendo! Abrir mão dela pode parecer uma mudança imensa em termos de identidade. Faz sentido querer se apegar a algo que pode parecer um último vestígio da juventude.)

Caso já tenha se passado um ano ou mais desde a sua última menstruação, é muito provável que seu médico opte pela "terapia de reposição hormonal contínua", ou seja, você vai tomar estrogênio e progesterona todos os dias. Mulheres que passaram por histerectomias podem tomar só o estrogênio. Outras tomam uma mistura dos dois hormônios, a fim de proteger o endométrio, diminuindo o risco de câncer do endométrio.

Apesar de a terapia de reposição hormonal não reverter a menopausa, ela pode ajudar mulheres a passar por essa fase sem sentir os piores efeitos da queda do estrogênio. Ondas de calor costumam passar dentro de duas semanas, e outros benefícios podem ser perceptíveis após seis a oito semanas do início do tratamento. Dentro de mais ou menos três meses, você sente os efeitos completos, talvez incluindo (para algumas mulheres) melhorias na saúde do coração, função sexual, memória e saúde vaginal.

Confirmando esses benefícios, um grande estudo publicado em 2024 pelo *Journal of the American Medical Association* afirmou que a terapia hormonal é segura como tratamento para alívio dos sintomas da menopausa em pessoas abaixo de 60 anos. Para entender melhor o artigo, liguei para a Dra. JoAnn E. Manson, professora de Saúde da Mulher na Faculdade de Medicina de Harvard. Manson também já foi presidente da Menopause Society e é a primeira autora do estudo.

"Os sintomas e as questões de qualidade de vida variam bastante de uma mulher para a outra", disse ela. "Muitas passam pela menopausa relativamente sem queixas, e o tratamento não seria indicado. Elas têm sintomas mínimos, não sentem dificuldade para dormir, não sofrem com ondas de calor ou suores noturnos demasiado incômodos. E há mulheres que apresentam queixas muito intensas, sofrendo entre dez e 15 ondas de calor por dia. Elas acordam várias vezes durante a noite com suores noturnos e acabam tendo uma qualidade de sono muito ruim. Isso pode prejudicar sua qualidade de vida e causar outros problemas. É claro que, quando o sono é constantemente interrompido, podem surgir dificuldades de concentração, confusão mental, talvez variações de humor e depressão."

Os efeitos colaterais da reposição hormonal podem incluir dor nos seios ou dor de cabeça, apesar de geralmente esses efeitos irem diminuindo ou desaparecerem após alguns meses. "Mas dormir mal não faz bem à saúde. Ter a qualidade de vida prejudicada e lidar com o estresse que isso acarreta não é bom. Então, como uma forma de compensação, para uma mulher no começo da menopausa com sintomas incômodos ou dolorosos, a terapia de reposição hormonal faria sentido, a menos que ela tenha algum fator de risco para câncer de mama, doenças cardiovasculares ou outras doenças graves"*, disse a Dra. Manson. Mesmo assim, muitas mulheres que não apresentam grande risco de desenvolver câncer têm medo de experimentar a terapia de reposição hormonal porque há muita desinformação a respeito dos riscos. Eu também me preocupava com potenciais perigos quando comecei a minha pesquisa. Mas, no fim das contas, após meu médico me explicar todos os prós e contras, cheguei à conclusão de que esse tratamento seria melhor para o meu caso.

Há uma explicação para isso. A terapia de reposição hormonal começou a ser usada com regularidade nos anos 1960 e se popularizou ainda mais nos anos 1990. Então, em 2002, um acontecimento teve grande repercussão: um grupo do estudo em terapia de reposição hormonal de longo prazo da Women's Health Initiative foi subitamente interrompido. O primeiro anúncio a respeito da decisão não foi feito por meio de uma publicação em um periódico científico, mas sim durante uma coletiva de imprensa surpresa com ampla cobertura (cerca de uma semana antes da publicação do estudo), com uma mensagem que se resumia a uma manchete enganosa: "terapia de reposição hormonal = câncer de mama e outros riscos graves para a saúde!"

O Dr. Avrum Bluming, oncologista, e a Dra. Carol Tavris, psicóloga social, se dedicam há décadas à pesquisa de hormônios. Eles são coautores do livro *Estrogen Matters: Why Taking Hormones in Menopause Can Improve Women's Well-Being and Lengthen Their Lives — Without Raising the Risk of Breast Cancer* [Estrogênio importa: por que tomar hormônios na menopausa pode melhorar o bem-estar da mulher e aumentar seu tempo de vida — sem aumentar o risco de câncer de mama, em tradução livre]. A Dra. Tavris me contou: "No dia da coletiva de imprensa da WHI, acho que eu ainda nem tinha tomado café quando o telefone tocou. Era Avrum, e ele estava subindo pelas paredes: *Você viu isso?*"

* Segundo a Febrasgo (Federação Brasileira das Associações de Ginecologia e Obstetrícia), as contraindicações para uso de Terapia Hormonal são: doença hepática descompensada; câncer de mama; lesão precursora para câncer de mama; câncer de endométrio; sangramento vaginal de causa desconhecida; porfiria; doença coronariana; doença cerebrovascular; doença trombótica ou tromboembólica venosa; lúpus eritematoso sistêmico; meningioma — apenas para progestagênio. Sempre consulte seu médico antes de iniciar qualquer tratamento ou uso de medicação. [*N. do R. T.*]

Muitos médicos foram pegos de surpresa ao receber uma enormidade de telefonemas preocupados em seus consultórios. Aquele momento chocante causou um atraso sentido até hoje nas pesquisas sobre a menopausa e seus tratamentos.

Muitas mulheres, minha mãe inclusa, logo começaram a jogar os remédios da reposição hormonal no lixo. Anos depois disso, eu a via pegando comprimidos escondida. E me lembro de perguntar:

— O que é isso?

— São comprimidos de reposição hormonal. Sei que fazem mal para a saúde, mas eu me sinto melhor tomando — respondia ela.

Ela se permitia esbanjar em alguns dias especiais para recuperar o ânimo.

O Dr. Bluming me disse:

> Na época em que nos interessamos por essa área, no meio dos anos 1980 e início dos 1990, o estrogênio era usado em grande escala. Os números variam dependendo do que você ler, mas cerca de 44% das mulheres elegíveis na menopausa estavam tomando hormônios. Então, no dia 8 de julho de 2002, aconteceu a coletiva de imprensa com os cientistas da Women's Health Initiative, e o número caiu para menos de 5% no mundo ocidental. E permanece assim há mais de 20 anos.

Sim, como ocorre com qualquer medicamento, há efeitos colaterais associados à terapia de reposição hormonal, incluindo cálculo biliar e coágulos no sangue. Segundo a Dra. Rocio Salas-Whalen, "O risco de coágulos com o estradiol na forma oral reside no fato de que ele é absorvido no fígado, e isso pode gerar a cascata de coagulação. O estradiol transdérmico, por outro lado, não faz a primeira passagem metabólica no fígado, diminuindo, assim, o risco de coágulos." Ela também observa: "Obesidade e idade são fatores de risco independentes para o desenvolvimento de cálculo biliar, que podem aumentar o risco em mulheres nessa faixa etária."

A WHI anunciou que a terapia de reposição hormonal aumenta as chances de AVCs. No entanto, esse aumento se deu apenas em mulheres que começaram a tomar hormônios após os 65 anos, e apenas durante o primeiro ano de uso. Depois, o risco volta ao parâmetro normal. O risco de coágulos sanguíneos também é mais elevado no primeiro ano, retornando ao normal depois disso.

Quanto à proporção dos riscos que a terapia de reposição hormonal gera para a saúde, sabemos que o maior risco é um evento da vesícula biliar. Em um estudo, oito em cada mil mulheres por ano que tomavam hormônios tiveram problemas na vesícula biliar, em comparação com cinco em cada mil mulheres por ano que tomaram o placebo. Então, a terapia de reposição hormonal multiplica seu risco em cerca de 1,6%, mas essas chances ainda são bem remotas. E a probabilidade de desenvolver outras complicações é ainda menor.

"Hormônios não aumentam o risco de doenças cardiovasculares e paradas cardíacas", me explicou o Dr. Bluming. "Eles *diminuem* esse risco. Não aumentam a probabilidade de declínio cognitivo, *diminuem* a probabilidade. Também ajudam a prevenir fraturas no quadril, algo que causa mais mortes de mulheres mais velhas no primeiro ano de recuperação da fratura do que o câncer de mama. Hoje, sabemos que tratamentos apenas com estrogênio reduzem a chance do desenvolvimento de câncer de mama em 23%, e o risco de morte pela mesma doença em 40%."

O que mais a imprensa não divulgou na época? Entre as mulheres que tomavam apenas estrogênio porque haviam passado histerectomias, não houve *nenhum* aumento de risco de câncer de mama. (Cerca de uma a cada três mulheres passa por uma histerectomia antes dos 60 anos, geralmente para interromper fluxos intensos causados por miomas, ou devido a prolapso uterino, endometriose ou câncer.)

Uma alegação que a WHI faz até hoje é que o estrogênio e os progestágenos, quando usados juntos, aumentam o risco do desenvolvimento de câncer de mama em mulheres com útero. "Só que mesmo esse pequeno aumento é uma interpretação equivocada e infla os dados da própria WHI", argumenta o Dr. Bluming.

Os médicos que defendem que os dados mostram um leve aumento no risco de câncer de mama defendem que não é algo a ser ignorado, mas a maioria admite que não há uma correlação tão extrema quanto fomos levadas a acreditar. Acho interessante que há diversas outras opções de terapia de reposição hormonal nunca associadas a esses riscos. Por exemplo, mulheres que não querem usar estrogênio sistêmico, seja por qual motivo for, podem usar estrogênio vaginal, aplicado apenas localmente — ou podem tentar supositórios vaginais, como a prasterona, ou um anel vaginal.

"O estrogênio vaginal é extremamente seguro", me contou a Dra. Kelly Casperson. "Ele é contraindicado para pouquíssimas pessoas. A American College of Obstetricians and Gynecologists publicou uma declaração em seu site informando que ele é seguro para mulheres que já tiveram câncer de mama ou de útero. Sempre oriento as pacientes a conversarem com um oncologista, especialmente se ainda estiverem em tratamento para um câncer, só para o caso de estarem em alguma das situações bem específicas em que é melhor esperar antes de iniciar o uso. Mas a qualidade de vida oferecida pela terapia com estrogênio é incrível."

A Dra. Sharon Malone me disse: "Um dos maiores equívocos causados pela desinformação, creio eu, é as mulheres acharem que fazer o tratamento — em específico, o hormonal — é algo perigoso. Elas estão sempre analisando os prós e os contras: *Eu me sinto muito mal, mas, se escolher usar hormônios* (*os quais certamente me farão sentir melhor e mais produtiva*), *vou colocar minha saúde em risco.* Esse pensamento não condiz com a realidade. E acho que nós, como médicos, devemos assumir a culpa pela maneira como as pessoas passaram a pensar dessa forma."

De volta à análise da WHI. O que nunca foi dito: o estudo não foi criado com o objetivo de analisar se a terapia hormonal se mostrava eficaz no combate aos sintomas da menopausa — já sabíamos que era. Naquela época, a terapia de reposição hormonal já vinha sendo usada para ajudar mulheres havia 50 anos! A ideia era descobrir se o tratamento *também* ajudava a diminuir o risco de doenças cardiovasculares — por isso foi usado em mulheres com idade entre 50 e 79 anos. A média de idade das participantes do estudo era de 63 anos, e a maioria não estava com a saúde em seu melhor estado, para início de conversa.

A WHI interrompeu o estudo em 2002 porque não identificou uma diminuição no risco de doenças cardiovasculares entre essas mulheres mais velhas, e a instituição alegou ter percebido um leve aumento nos índices de câncer de mama (apesar de o Dr. Bluming argumentar que esse aumento foi ínfimo). A declaração que a imprensa deveria ter recebido é a seguinte: "Ainda não foram encontradas evidências de que mulheres mais velhas devam se submeter à terapia de reposição hormonal após a menopausa a fim de prevenir doenças cardiovasculares."

No entanto, a falta de cuidado ao divulgar a informação causou um pânico geral, e o encerramento repentino do estudo passou uma mensagem bastante equivocada: "A terapia de reposição hormonal causa câncer de mama! Todas as mulheres no planeta Terra devem jogar fora seus remédios imediatamente!"

"As mulheres que usavam hormônios em geral viram o resultado como uma sentença", me explicou a Dra. Malone. "E infelizmente não só aquele estudo foi descontinuado, mas praticamente todas as pesquisas sobre menopausa no mundo foram interrompidas por mais de duas décadas."

Os cientistas envolvidos no estudo da WHI voltaram atrás em relação a quase todas as suas descobertas assustadoras, porém, não houve qualquer coletiva de imprensa para informar mulheres e médicos dessa vez. "Então, aqui estamos nós, mais de vinte anos depois, ainda tentando combater a ideia de que o estrogênio causa câncer de mama. Ele não causa", disse a Dra. Malone.

Assim, depois do caos gerado pelo estudo da WHI, a sensação é de que a medicina basicamente abandonou as mulheres na menopausa. Não consigo parar de pensar em todas as mulheres que sofreram sem receber qualquer amparo, apesar de existir uma opção de tratamento adequada, baseada em um milhão de pesquisas! Quanto uma mulher *realmente* precisa sofrer? No fim das contas, não tanto quanto ela imagina. A terapia hormonal pode fazer uma diferença e tanto.

Ainda assim, conheço muitas mulheres que têm tamanha aversão à indústria farmacêutica a ponto de preferir aguentar uma dor de cabeça a tomar uma aspirina. Respeito essa postura, assim como respeito quem opta por tomar um remédio. Faça o que for melhor para você!

Em termos de tratamentos não hormonais, medicamentos que combatem ondas de calor, como o Veozah*, ainda são muito recentes enquanto este livro é escrito, além de caros, mas já estão sendo receitados, principalmente para mulheres que preferem não tomar hormônios. Eu gostaria

---

* Esse produto, em 2024, ainda não foi liberado pela Anvisa. [*N. do R. T.*]

que houvesse mais informações sobre eles, mas fico feliz pelo desenvolvimento de novos remédios, com mulheres se posicionando e falando de suas necessidades. Muitos médicos dizem que, se você for completamente contra o uso de terapia de reposição hormonal para combater sintomas, as melhores alternativas são exercícios físicos, por todos os benefícios de sempre: fortalecimento corporal, aumento da função cognitiva, melhora da saúde do coração, do humor, da qualidade do sono, e assim por diante.

Uma amiga ouviu de um endocrinologista: "Não é a notícia que alguém gostaria de ouvir, mas você precisa dormir, precisa beber menos, comer mais proteína, ganhar massa muscular — as recomendações de sempre."

Essas práticas podem ajudar muito a lidar com as queixas das mulheres que estão na menopausa. Eu só gostaria que elas não minimizassem o próprio sofrimento nem dispensassem possíveis formas de alívio por conta da falta de informação.

O mais importante é encontrar um médico que fale abertamente sobre tratamentos para os sintomas da menopausa e não desconsidere preocupações individuais ou suas preferências. A Dra. Rocio Salas-Whalen diz: "Uma boa alternativa é perguntar se o médico costuma prescrever terapia de reposição hormonal antes de marcar uma consulta. Não parta do princípio de que ele vai fazer isso, independentemente da especialidade."

Eu mesma aprendi muito em conferências que estão acontecendo pelos Estados Unidos. Organizei várias com o grupo The Swell, da minha amiga Alisa Volkman, uma plataforma e comunidade on-line que ajuda mulheres a embarcarem na segunda metade de suas vidas.

"Caso seu médico esteja sendo reticente e limitando suas opções, isso é um problema", disse a Dra. Malone. "Todos os dias, profissionais prescrevem medicamentos que oferecem riscos bem maiores, nunca antes estudados em corpos femininos, sem nem hesitar. Mesmo assim, quando se trata de hormônios, as mulheres são alertadas e até impedidas de receber medicamentos que vão tratar seus sintomas e talvez salvar suas vidas. Essa visão paternalista que temos das mulheres e da saúde feminina precisa acabar. Nenhum médico deveria dizer para uma mulher adulta: *Não, não, querida, isto não é para você.*"

Fui convencida de que a reposição hormonal é, na verdade, um grande presente para muitas de nós que passariam anos desconfortáveis sem ela.

Uma conhecida que entrou na menopausa aos 47 anos me disse: "Não me sentia eu mesma. Vivia estressada, não conseguia dormir à noite. Sofria com ondas de calor, me sentia exausta e sozinha, não recebia nenhum tipo de apoio. Finalmente, me consultei com uma médica mulher, que já tinha passado dos 50 anos. Eu queria conversar com alguém capaz de entender o que eu estava passando. A médica me entendeu e foi tão maravilhosa que chorei no consultório. Comecei o tratamento de reposição hormonal e voltei a ser eu mesma."

Vamos ouvir a Dra. Malone de novo: "Se a terapia hormonal não fizesse nada além de melhorar a sua qualidade de vida, isso já bastaria, mas ela também traz benefícios para a saúde a longo prazo, como diminuição do risco de diabetes tipo 2, baixa nas fraturas de quadril e diminuição em internações por infecções urinárias em mulheres idosas. E para as mulheres que só tomam estrogênio? Essa é a estrela do show! Seu risco de desenvolver câncer de mama e o risco de *morrer* dessa doença *diminuem*. Não só isso, mas estudos de longo prazo revelam que quem usa hormônios tem uma expectativa de vida maior. Houve uma coletiva de imprensa para anunciar isso? É o que vivo repetindo... 'Por que ninguém voltou para corrigir o problema?' Nós estamos fazendo isso agora: para as mulheres sintomáticas na perimenopausa ou após a menopausa, nos anos posteriores, o tratamento mais eficiente para os sintomas é a terapia hormonal. E ponto-final."

As mulheres, é claro, devem ser livres para tomar as próprias decisões. Muitas podem preferir não fazer a terapia hormonal. No entanto, faça essa escolha com base nos seus sintomas e no seu histórico médico pessoal e familiar.

Uma história marcante que ouvi foi a do Dr. Avrum Bluming, oncologista. Ele teve uma conexão pessoal com o câncer de mama que me emocionou muito: "Minha esposa, Martha, foi diagnosticada com câncer de mama aos 45 anos. Ela ainda não tinha chegado à menopausa, e tive que tratá-la. A quimioterapia parecia a melhor opção. Então seguimos com o tratamento. Isso induziu a menopausa medicamentosa, com todos os seus sintomas agudos.

"Ela tinha ondas de calor, insônia, dores nas articulações. Depois, notou que, quando lia um livro, não conseguia se recordar do que tinha lido três páginas antes, algo intolerável. Martha é uma leitora ávida, além de estudante e acadêmica. Por causa dela, comecei a me interessar pela área. Enquanto tratava cânceres, fui responsável por induzir a menopausa em muitas mulheres. Achava que os sintomas duravam um ou dois anos. Então descobri que eles se perpetuam por uma média de 7,4 anos [em mulheres brancas], um pouco menos em asiáticas, mais em mulheres negras e hispânicas, e que os sintomas podem ser muito debilitantes."

E foi aí que ele buscou entender a terapia hormonal e como ela ajudaria mulheres como Martha, cuja confusão mental logo melhorou após começar a tomar estrogênio.

Muitos médicos são contra a terapia de reposição hormonal para pacientes em recuperação de câncer de mama do tipo receptor hormonal positivo, pois este é "alimentado" por hormônios. Porém, de acordo com o Dr. Bluming, também não existe um consenso a respeito disso. Consulte seu médico sobre opções de alívio, mesmo nesses casos. A Dra. Rocio Salas-Whalen, endocrinologista, concorda: "Para algumas pacientes com sintomas severos, a qualidade de vida pode ter um peso maior do que a possibilidade da recorrência do BRCA. Elas merecem ao menos ter essa conversa."

A questão é: a terapia de reposição hormonal é muito mais segura do que fomos levadas a acreditar. É uma opção viável e excelente para muitas mulheres. Caso você decida que ela atende melhor ao seu caso, então a pergunta passa a ser como fazer isso (assunto do próximo capítulo). Mas a boa notícia é: encaramos a terapia de reposição hormonal com muito mais nuanças hoje em dia do que fazíamos no passado.

"Antes do estudo da Women's Health Initiative, acreditava-se que a terapia hormonal era adequada para todas", explicou a Dra. Manson. "Depois achavam que ela não era adequada para mulher nenhuma. Agora, estamos mais razoáveis. Com a WHI, descobrimos que a terapia hormonal não deve ser usada com o único objetivo de tentar prevenir doenças cardiovasculares, derrames, demência e outras doenças crônicas. Porém, se uma mulher sofre de sintomas de menopausa, os benefícios do tratamento provavelmente vão superar os possíveis riscos. Todos os medicamentos têm riscos, e todos envolvem compensações. Para a maioria de nós com sintomas moderados a intensos no começo da menopausa, esses pequenos riscos mais do que seriam compensados pelas vantagens na redução dos desconfortos e na melhoria da qualidade de vida."

A Dra. Mary Claire Haver, autora de *The New Menopause* [A nova menopausa, em tradução livre] (e do prefácio deste livro) enfatiza que a terapia hormonal na menopausa pode prevenir vários problemas graves de saúde. Novas pesquisas apontam que mulheres que se submetem à reposição hormonal apresentam menos incidências de zumbido no ouvido, vertigem, ombro congelado, palpitações, dores nas articulações e mais. Os médicos ainda estão debatendo se a terapia hormonal é apenas útil para melhorar sintomas ou se apresenta vantagens adicionais.

Mais uma vez, não é que os resultados do estudo original da WHI estivessem incorretos, mas foram utilizados de forma sensacionalista e apresentados sem contexto: as participantes eram mais velhas e corriam bem mais risco de efeitos adversos.

Não fui a única a respirar aliviada quando o *New York Times* publicou uma matéria incrível escrita por Susan Dominus em 2023, que viralizou: "Women Have Been Misled About Menopause: Hot Flashes, Sleeplessness, Pain During Sex: For Some of Menopause's Worst Symptoms, There's an Established Treatment. Why Aren't More Women Offered It?" [As mulheres foram enganadas a respeito da menopausa: ondas de calor, falta de sono, dor durante o sexo: para alguns dos piores sintomas da menopausa, existem tratamentos. Por que eles não são oferecidos a mais mulheres?]

Finalmente, pensei.

O que deveriam nos contar sobre hormônios

- A menopausa envolve a alteração dos níveis de vários hormônios. Muitos de seus sintomas estão associados à queda do estrogênio, que está conectado a tudo, desde a regulação da temperatura do corpo até a lubrificação vaginal e o humor.
- A ideia de que a terapia de reposição hormonal causa câncer de mama nas mulheres foi amplamente popularizada por um estudo da Women's Health Initiative conduzido mais de duas décadas atrás que, na verdade, não investigava se os hormônios ajudavam a tratar os sintomas ou melhoravam a qualidade de vida durante a menopausa, mas se a terapia apresentava vantagens para a saúde cardiovascular e para a prevenção de doenças crônicas em mulheres mais velhas.
- A terapia apenas com estrogênio pode diminuir as chances de câncer de mama em mulheres sem útero.
- Entre os benefícios da terapia hormonal para a saúde estão: redução de ondas de calor, de suores noturnos e outros sintomas da menopausa; diminuição no risco de diabetes tipo 2; baixa no risco de osteoporose (enfraquecimento dos ossos) e fraturas no quadril; e mais.
- Muitos médicos ainda não se atualizaram sobre a questão dos hormônios porque o pânico gerado pelo estudo da WHI paralisou pesquisas e treinamentos. Talvez seja necessário procurar um médico especializado em menopausa.

CAPÍTULO SETE

E SE EU QUISER TOMAR HORMÔNIOS, COMO DEVO FAZER?

Muitas conhecidas minhas ficam atordoadas com todas as opções de hormônios, sem mencionar as formas farmacêuticas e a rapidez com que opiniões parecem evoluir. “Quando terminei meu casamento de 14 anos, uma amiga me disse que a moda havia mudado e que eu precisava depilar todos os meus pelos pubianos. Quando se trata da terapia de reposição hormonal, sinto como se isso estivesse acontecendo de novo!”

Depois de decidir que deseja experimentar a terapia hormonal, há muitas maneiras de se fazer isso. Estrogênio e/ou progesterona e/ou testosterona? Caso seja orientada a tomar progesterona, talvez possa escolher entre comprimidos, creme, DIU ou implante hormonal, e, se escolher os comprimidos, pode tomá-los todos os dias ou por 12 dias consecutivos no mês. E então há os alertas surpreendentes, como, por exemplo, não tomar sua reposição hormonal com suco de toranja (porque a fruta afeta uma enzima que inibe o medicamento, e, por isso, este acaba potencializado). A falta de alinhamento entre a comunidade médica sobre a melhor forma farmacêutica causa muita confusão entre as mulheres que buscam uma resposta definitiva sobre o que é melhor para elas.

Quando perguntava a amigas o que elas já haviam experimentado, as respostas eram as mais variadas possíveis, apesar de a maioria estar muito feliz com a versão de terapia hormonal que acabou escolhendo, elogiando tudo, desde o aumento da elasticidade da parede vaginal, o que reduz a incontinência, até a diminuição das variações de humor e a melhora do sono devido à ausência de suores noturnos.

Uma de minhas amigas me disse: “Para mim, a melhor parte da reposição hormonal não foi nem a volta da lubrificação, mas a melhora na continência (tenho quatro filhos). Infelizmente, no entanto, não há nada empolgante no processo de tentativa e erro que acompanha a terapia hormonal, nada mesmo. A gente ria de como tentar fazer amor era meio como tirar o adesivo de um pêssego antes de comê-lo. Dava para avaliar minha libido pelo número de círculos de cola marcando minha barriga e o quadril. Eu me lembro de uma experiência pós-sexo quando me deparei com o adesivo de estrogênio, que antes estava grudado perto da minha virilha, agora pendurado na faixa de pelos que levava ao umbigo do meu marido. Tirar aquela cola do corpo exige muitos banhos e muita esfregação. É difícil se sentir sexy nessa situação." Obviamente, eu me identifiquei com essa história! (Veja o Capítulo 3.)

Outra amiga disse: "Usei o gel de estradiol, que você passa na parte interna da coxa, junto com um comprimido de progesterona. Mas, mesmo com o plano de saúde, o gel custava 450 dólares e durava três meses. Por isso, mudei para o adesivo. Você cola o adesivo no quadril ou na barriga, e toma o mesmo comprimido. Então fui a um endocrinologista e ele sugeriu que eu tomasse outra progesterona, porque a forma sintética pode causar ansiedade. Aí mudei para um comprimido que juntava os dois hormônios."

(Uma observação sobre medicamentos controlados e descontos do plano de saúde: os médicos com quem conversei falaram que isso varia muito. A Dra. Kelly Casperson recomenda a pesquisa de preços pela internet. Ela disse que, ao pesquisar preços de progesterona, recebeu um orçamento de 210 dólares no particular ou 103 dólares com o desconto do plano de saúde, mas, como já tinha procurado o remédio antes para compra pela internet, pôde dizer "Quero a versão de 32 dólares", e foi isso que ela pagou.)*

Outra mulher me disse: "Demorei anos para encontrar um remédio que funcionasse para mim. No fim das contas, consegui me livrar dos sintomas. Vou continuar tomando meus comprimidos pelo tempo que puder."

E, por fim, outra mulher disse: "Cresci com uma endometriose aguda, que exigiu duas cirurgias, uma quando tinha vinte e muitos anos, e a segunda aos trinta e poucos. Foi então que meu corpo, sem meu conhecimento, parou de ovular. Infelizmente, demorei anos para descobrir isso. Meu ginecologista, além de fazer as coisas de ginecologistas normais, também era um guru antienvelhecimento que administrava doses conjuntas de fenfluramina e fentermina (fen-phen), hormônio do crescimento humano,

---

* No caso do Brasil, procure saber que tipo de terapia hormonal está disponível no Sistema Único de Saúde e se informe sobre opções mais baratas ou até gratuitas com seu médico. [*N. do R. T.*]

e coisas assim. Cheguei ao seu consultório um dia, e ele olhou para mim e disse: 'Vejo uma nuvem carregada em cima da sua cabeça.'"

Depois de muita vergonha e confusão, ela encontrou um especialista em menopausa menos místico que receitou estrogênio. "Foi um momento de glória. De cara, eu me senti melhor. Mas, infelizmente, minha inconsistência entrou em cena, e comecei a passar muito tempo sem trocar o adesivo, ou eu colocava um e esquecia de tirar o antigo... Minha barriga parecia ter recebido um enxerto de pele enorme, porque os colocava por todo canto! Por fim, meu médico receitou o implante, uma coisinha que é colocada embaixo da pele a cada quatro meses com uma dose de estrogênio e testosterona. Como passei a vida inteira sem isso?" Alguns meses depois, ela teve complicações com o implante, e agora está usando um anel vaginal.

As conversas que temos hoje sobre o tratamento da menopausa são semelhantes à forma como falávamos sobre treinamento de sono, amamentação e desfralde de nossos filhos há vinte anos. Buscamos soluções e trocamos sugestões. E, assim como naqueles tempos, quando um bom pediatra ou professora de creche me guiava por caminhos promissores, confiei no meu médico quando ele disse: "Talvez você deva tentar a terapia de reposição hormonal." Eu tinha 42 anos, e ele me receitou um estrogênio em spray que tinha de ser borrifado no braço.

Após a consulta, fui almoçar com uma amiga. Sussurrei para ela que tinha acabado de começar a usar *hormônios*. Tirei o frasco da bolsa e o mostrei sorrateiramente.

— Ah, eu uso isso há anos! — disse ela, rindo da minha timidez.

Aos poucos, comecei a aceitar que estava naquele momento da vida quando precisamos tomar hormônios. O fato de eu confiar no meu médico ajudou muito. Ele se mantinha atualizado, entrou em detalhes sobre os benefícios e efeitos adversos da terapia de reposição hormonal. Fez todas as perguntas certas. Ele também conhecia meu histórico médico, mas repassamos tudo de novo. Esse médico prestou atenção nos meus sintomas. O fato de eu ter uma quedinha por ele também ajudou. (Não é uma coincidência incrível que muitos homens bonitos também sejam ótimos ouvintes?)

A terapia hormonal não resolveu todos os meus problemas, mas me ofereceu um alívio imenso e instantâneo. Parei de acordar suando no meio da madrugada, convencida de que meus lençóis queriam me matar. Mas logo percebi que a dosagem que estava usando era baixa demais para prevenir a volatilidade emocional. Tantas situações que geralmente não arrancariam uma reação de mim agora pareciam dignas de um barraco. Sendo assim, quando já me aproximava dos quarenta e muitos anos, aumentei a dosagem e troquei o spray pelo adesivo com uma dose menor. Meu humor ficou mais equilibrado.

No primeiro ano do uso de hormônios, é provável que seja necessário fazer alguns ajustes. Comecei com um quarto do adesivo, mas logo fui para a metade. Acho que também não demorou muito para eu progredir para um inteiro; porém, troquei por comprimidos, depois voltei para os adesivos e, hoje em dia, uso um gel, e essa tentativa colou (haha!). Até usei o anel por um tempo, porque era bom não precisar me preocupar com aplicações constantes, e por oferecer uma proteção tanto sistêmica quanto local — mas é caro, e não tem cobertura do plano de saúde.

Ao contrário de algumas pessoas que conheço, não achei o gel incômodo. Aplico-o depois do banho e espero alguns minutos antes de me vestir. Além do mais, uso um pouco de creme de estrogênio dentro, sobre e ao redor da vagina, a fim de mantê-la saudável e prevenir infecções urinárias. Confiei no meu médico e usei cada método pelo tempo recomendado. E as doses passaram por vários ajustes.

Obviamente, todas essas decisões devem ser tomadas sob orientação de um profissional, que vai ajudar você com os ajustes até que encontrem, juntos, a melhor posologia.

"Caso você faça terapia hormonal, deve saber que existem dois tipos mais comuns de estrogênio", disse a Dra. Jen Gunter. "O primeiro é o estradiol, o hormônio que, na prática, é bioidêntico ao produzido pelos ovários. Ele é semissintético, ou seja, é produzido no laboratório a partir de material encontrado na natureza. Em geral, é usado no tratamento de primeira linha. Mas há pessoas que se dão melhor com a outra forma do estrogênio: o Premarin, que é extraído da urina de éguas prenhas. Essas são as duas formulações que costumamos usar, e ambas apresentam vantagens e desvantagens, a depender das suas necessidades específicas." (Uma observação sobre o termo "bioidêntico": significa que a estrutura molecular é a mesma que a do estrogênio produzido pelos ovários.)

Quando me contaram da opção de urina de égua, fiquei atônita, apesar de o nome não esconder nada: Premarin vem de "**pre**gnant **mar**e ur**in**e", urina de égua prenha, em inglês. Essa versão da terapia de reposição hormonal é extremamente comum, e cerca de 9 milhões de mulheres a utilizam todo ano. Ela é prescrita desde 1942 e nos anos 1960 foi ainda mais disseminada, graças ao excêntrico, porém popular, livro *Eternamente feminina*, publicado pelo ginecologista Robert Wilson em 1966. Ele definia a menopausa como "uma doença grave, dolorosa e, muitas vezes, debilitante" e dizia que, sem tratamento, uma mulher nessa fase em posição de poder poderia transformar uma semana de trabalho em "uma rodada inútil e ineficiente de altos e baixos violentos, chiliques e manipulações despropositadas".

Que pensamento mais machista! Um absurdo!

Há uma divergência de opiniões sobre o tempo de duração da terapia de reposição hormonal, mas minha médica atual tem quase 70 anos e diz que ela mesma nunca vai parar de tomar hormônios. Segundo ela, os benefícios do estrogênio podem ser significativos até para mulheres mais velhas — melhorando a densidade óssea, para começo de conversa —, tornando os riscos pequenos quando comparados aos benefícios. A maioria dos profissionais com quem conversei diz que existe um momento oportuno natural por volta da época da menopausa, no qual há vantagens claras e pouco risco. Fora desse período, alguns especialistas acham que faz sentido parar, e outros, como minha médica, acreditam em manter a terapia sem prazo definido. Ela passa estrogênio em gel no pescoço e está ótima.

O problema costuma ser que, quando você faz a terapia de reposição hormonal e deixa de ter sintomas, passa a ser difícil determinar se ela ainda é necessária. No geral, os médicos com quem conversei sugerem fazer o tratamento por dois anos e então iniciar uma avaliação anual, verificando como a pessoa se sente. (Outra questão a ser considerada: quando interrompemos a terapia com estrogênio, perdemos densidade óssea, o que pode aumentar o risco de osteoporose e fraturas.) A Dra. Rachel Rubin, urologista, por exemplo, diz às suas pacientes que os hormônios vaginais podem ser tomados "até que a morte os separe".

É claro que, devido à reação ao estudo da Women's Health Initiative (discutido no capítulo anterior), toda uma geração de médicos não é tão clinicamente instruída a respeito da menopausa e não se sente confortável em receitar a terapia hormonal. Assim, o mercado foi inundado por pessoas vendendo curas milagrosas.

A Dra. Jen Gunter usa dados científicos para combater os mitos em relação à menopausa, como a ideia de que precisamos de hormônios manipulados em vez dos tradicionalmente receitados.

"*Sintético* não quer dizer que faz mal. Na verdade, às vezes, sintético é melhor. Talvez eles tenham até menos efeitos colaterais ou mais benefícios. Nós jamais teríamos a pílula anticoncepcional sem os hormônios sintéticos", explicou a Dra. Gunther.

Ela acrescentou ainda que hormônios manipulados são mais imprevisíveis na dosagem recebida do que a terapia hormonal tradicional vendida na farmácia, além de nos Estados Unidos não serem aprovados pela vigilância sanitária.

A Dra. Stacy Lindau afirma que, na dúvida sobre hormônios e suplementos, vale a pena verificar as diretrizes da associação responsável por isso no seu país [no caso do Brasil, a Associação Brasileira de Climatério e a Federação Brasileira das Associações de Ginecologia e Obstetrícia], porque seus associados são as pessoas mais dedicadas à análise dessas questões. "Queria que fosse possível contar com remédios manipulados, porque algumas mulheres realmente preferem usá-los", disse ela. "Precisamos escutar as mulheres quando elas dizem que gostariam de tomar medicamentos manipulados, e entender seus motivos. Isso só mostra a lacuna existente em termos de opções oferecidas. Por que as pessoas optariam por terapias que não são aprovadas pelo órgão regulador de saúde que não foram suficientemente estudadas? O que essas escolhas dizem sobre a confiança delas na ciência e no mundo da medicina, e o que podemos aprender com isso para nos aprimorar? Nós precisamos escutar as mulheres que tomam essas decisões. Minha preocupação (a mesma que tenho com relação a vitaminas e suplementos) é: eu sei mesmo o que estou colocando para dentro do meu corpo, e será que o melhor para mim é usar essa substância incerta?"

Na minha opinião, esses são bons questionamentos. Se uma mulher prefere tomar algo sem eficácia comprovada, por que ela faz isso? É por já ter sido tratada feito boba por médicos que ignoram suas preferências, como aconteceu comigo? Podemos, então, nos perguntar se somos capazes de tomar decisões baseadas em informações científicas sem sermos tão influenciadas por nossa compreensível desconfiança de figuras de autoridade.

Acho impressionante que, conforme mais mulheres começaram a fazer terapia hormonal, os medicamentos voltaram a esgotar no mercado. Recentemente, eu estava nos meus últimos três comprimidos de progesterona e recebi a notícia de que eles estavam em falta havia semanas. Fiquei tão nervosa! Tive medo de precisar encarar muitas noites em claro. Mas então me senti alentada pelo fato de que isso era uma notícia boa para o mundo — as mulheres estão finalmente tomando as rédeas da própria saúde e deixaram de ter medo da reposição hormonal. É uma mudança para melhor. E, no fim das contas, felizmente consegui encontrar meus comprimidos após peregrinar por várias farmácias.

Há pouco tempo, os adesivos ficaram em falta na Austrália, e uma amiga quase brigou com um farmacêutico quando recebeu a notícia. Ela disse que outras formas de terapia de reposição hormonal não funcionavam tão bem para ela: "Não gosto muito do gel. A base dele me lembra do álcool em gel que usávamos para higienizar as mãos na época da covid, e ter que passá-lo todo dia é só mais uma coisa que posso esquecer e mais uma decisão que preciso tomar (braço direito ou esquerdo?). Então preciso me lembrar de tomar o comprimido que o acompanha. Sim, está tudo na mesma caixa, mas continua sendo mais uma coisa em um buraco diferente."

Minha amiga Rebecca me contou uma história que resume bem a confusão causada pelo extenso cardápio de opções hormonais. "Depois de anos usando o adesivo e três anos usando comprimidos de estradiol, estou usando o gel. Meu médico disse que os comprimidos podem causar coágulos sanguíneos, ainda mais em aviões." (É verdade — o estrogênio deixa o sangue mais "grudento", levemente mais propenso à coagulação.) "O gel faz muita sujeira e leva uma eternidade para secar, porém é mais seguro. Como tenho pavor de voar, uma vez fiquei tão desnorteada durante uma viagem depois de tomar uma bala de goma com canabidiol e um Diazepam, que espalhei o gel pelos braços inteiros e desmaiei no assento com o frasco no colo feito uma viciada em estrogênio. A velhice não traz muita dignidade."

Ela tem razão quando diz que descobrir a receita perfeita de reposição hormonal pode envolver um processo de tentativa e erro tão minucioso quanto o aperfeiçoamento de uma receita de suflê. Mas, para mim, o esforço valeu muito a pena.

O que deviam nos contar sobre como tomar hormônios

- Há uma grande variedade de apresentações (comprimidos, adesivos, gel, spray, implantes — apesar de estes não serem aprovados pela vigilância sanitária dos Estados Unidos — ou anel vaginal). Converse com seu médico para entender qual é o melhor para o seu caso. Tenha em mente que podem ser necessários alguns meses para encontrar a forma que mais se encaixa na sua realidade.
- Além do Premarin, todos os estrogênios receitados são "sintéticos". Isso só significa que são feitos em laboratório. "Bioidêntico" é um termo que quer dizer que a estrutura molecular é a mesma que a do estrogênio produzido pelos ovários. Compare isso com o hormônio não bioidêntico das pílulas anticoncepcionais, o etinilestradiol, seguro e eficaz, mas que tem uma missão diferente — suprimir a função ovariana, ser um método contraceptivo e controlar ciclos.
- O estrogênio apresenta muitas formulações — o estradiol é idêntico ao produzido pelos ovários e costuma ser receitado com mais frequência. Há outras opções disponíveis se necessário. Seu médico vai oferecer as que fazem sentido para o seu caso, e vai orientá-la caso exista a necessidade de acrescentar progesterona, usada para proteger o endométrio. Caso você tenha passado por uma histerectomia, pode tomar só o estrogênio.
- Como é o caso de qualquer medicamento, há riscos com a terapia de reposição hormonal, especialmente a formação de coágulos de sangue durante o uso dos comprimidos, uma vez que o estrogênio sistêmico pode tornar o sangue mais "espesso". É importante conversar sobre os riscos com o seu médico.

CAPÍTULO OITO

VOCÊ PODE REPETIR?

Fui jantar com uma amiga com quem não me encontrava havia um tempo, e num momento ela se inclinou para a frente e disse que tinha uma coisa terrível para contar. Ela nem me deu tempo para imaginar todas as coisas horríveis que poderiam vir em seguida, e apenas disse:

— Eu perdi a minha bicicleta.

Eu estava prestes a rir, mas então vi seus olhos ficarem marejados.

Ela continuou:

— Fui a uma reunião no centro e, quando saí do prédio, não conseguia lembrar onde tinha deixado a minha bicicleta. Fiquei horas procurando. E aí, no dia seguinte, fui lá de novo procurar, e não consegui encontrar a bicicleta.

— Ela deve ter sido roubada! — respondi.

— Não — disse ela. — Eu só não conseguia lembrar onde tinha deixado.

Dois dias depois, ela encontrou a bicicleta trancada a alguns quarteirões do local da reunião, perto de uma loja onde tinha feito uma parada. O episódio a deixou tão envergonhada que ela nem contou para a família. O marido e os filhos costumavam zombar de seus esquecimentos, e ela sabia que esse episódio seria motivo de chacota.

— O que você acha que eu deveria fazer? — perguntou para mim.

— Bom, para começo de conversa, sua família devia ser mais legal com você! — exclamei.

Quando tenho esses momentos de esquecimento, Billy sempre diz: "É de se esperar. Você faz tanta coisa ao mesmo tempo…"

Afinal de contas, quem nunca se esqueceu de onde estacionou o carro ou deixou as chaves? Uma amiga me contou sobre uma ocasião em que levou o filho para conhecer uma faculdade. Nesse dia os dois passaram uma hora discutindo sobre o plano dele de levar a namorada junto para a faculdade enquanto percorriam todos os estacionamentos do campus em busca do carro.

Há pouco tempo eu estava no aeroporto, a caminho do Globo de Ouro. Fiquei tão distraída trocando mensagens com uma amiga que perdi o embarque. Quando larguei o celular, já tinham fechado o portão, e, apesar de o avião ter passado mais 45 minutos sem decolar, não me deixaram embarcar. Fiquei com tanta raiva de mim mesma por não prestar atenção! O voo seguinte estava lotado, então tive que passar a viagem toda com meu vestido no colo, porque não havia mais espaço no bagageiro.

Então eu entendi o que a minha amiga da bicicleta estava falando. Mas relembrando me dei conta de que tinha sido difícil marcar o jantar com ela. Ela havia zombado da própria agenda confusa, dizendo que era desorganizada, mas, no geral, parecia alternar entre minimizar seus problemas cognitivos ("Sou meio esquecida às vezes") e questionar se estava ficando louca.

Mais uma vez, conheço bem a humilhação causada pela perda de memória. Quanta ansiedade isso me causou ao longo dos anos! Todo mundo certamente já passou por momentos de "Olha, é aquela pessoa que fez aquele filme, que fez aquele outro com fulano!". Mas já passei por momentos durante divulgações de trabalhos em que esqueci não apenas o nome de atores com quem passei meses trabalhando, mas até o nome do próprio filme! Quando vejo que estou tendo um branco, sou tomada pela ansiedade. Acabo recorrendo a palavras como "coisa" e "negócio" para substituir palavras que esqueço.

Isso aconteceu comigo certo dia, em um jantar com Ryan Murphy. Eu falei:

— Eu estava em Londres gravando com a Lena Dunham.

Ah, não, pensei. *Ele vai me perguntar o nome da série. Como era mesmo o nome? Eu me diverti tanto! Ela é incrível. O que estava escrito na ordem do dia? Eram duas palavras? Argh! Tudo bem, calma, talvez ele não pergunte. Vou tomar um gole de água, mudar de assunto, e…*

— Qual é o nome? — disse ele.

E lá vem o *pânico absoluto*.

— O nome da série? Ah… O nome é...

Eu tinha *acabado* de participar da gravação de *Too Much*. Por que e como aquilo estava acontecendo? Acho que foi pela lembrança de situações anteriores, quando algo parecido ocorreu. Alguma coisa tomou conta de mim, aquela voz interior surgiu de fininho... "Você vai esquecer... você é tão idiota! Lá vem a pergunta..." BUM! O nome desapareceu — e só voltou depois que eu já tinha desistido de lembrar. Então o exclamei meia hora depois, quando já estava no meio de outro assunto.

Em um evento de divulgação com meus colegas de elenco de *Feud: Capote vs. The Swans*, nos perguntaram:

— Quando vocês pensam no quanto a vida das mulheres mudou desde aquela época em que as mais privilegiadas da sociedade estavam pensando no que vestiriam para o baile, escolheriam ter o privilégio do passado, se pudessem?

— Bem, para mim esse é o melhor papel que tive em muitos anos — comecei. — Tenho muito orgulho desse trabalho e da recepção que estamos recebendo do público. — *Começou bem, continue assim.* — Acho que existem paralelos. Ainda estamos lutando por relevância, acredito, assim como aquelas mulheres lutaram, mas acho que isso é algo da meia-idade, não importa muito se você é homem ou mulher. — *Hum, aonde estou querendo chegar agora?* — Não há mais tanto julgamento; a gente se julga menos. Nessa altura do campeonato, estamos aprendendo a amar porque temos uma expectativa de vida maior, acho, cuidando da saúde para podermos aproveitar essa época que marca a metade das nossas existências...

Então percebi que as outras Swans me fitavam com olhares confusos. Com os olhos, tentei sinalizar: *Ai, desculpa! Me perdi! Desviei um pouco do assunto.*

O que tento fazer nessas situações é só aceitar e seguir em frente. Antes, eu ficaria vermelha e desejaria que um buraco se abrisse e me engolisse. Mas hoje eu só admito o acontecido: "Ando dando muitas palestras sobre menopausa. Meu cérebro ficou um pouco confuso sobre onde estou. Me desculpe. Vamos voltar ao assunto!" As pessoas relaxam. Todo mundo entende essa situação.

Porém, não quero minimizá-la. A perda de memória é um perigo real da meia-idade. E, independentemente de a confusão mental ser causada por mudanças no cérebro ou pela falta de sono, que também é muito comum nessa fase da vida, o resultado é o mesmo. Sem memória, nos sentimos uma sombra de nós mesmas. Nós nos questionamos sobre quem somos. Não apenas não entendemos como agir nessa nova versão, como também temos medo de a pessoa que fomos por toda a vida nunca mais voltar.

Sugeri que minha amiga se consultasse com um médico para descartar um problema mais sério, apesar de isso ser muito improvável. Esse tipo de esquecimento é algo comum em muitas mulheres que conheço. Uma delas me contou que, certa vez, passou uma viagem de carro inteira com uma amiga tentando lembrar o título do livro *A fogueira das vaidades*.

Quem mais me ajudou a entender o cérebro na menopausa foi a Dra. Lisa Mosconi, neurocientista, educadora e autora dos livros *O cérebro e a menopausa* e *The XX Brain* [O cérebro XX, em tradução livre]. Ela também é diretora da Women's Brain Initiative e da Alzheimer Prevention Clinic, ambas pertencentes à instituição Weill Cornell Medicine, onde é professora associada de Neurociência aplicada a Neurologia e Radiologia.

A Dra. Mosconi, que cresceu em Florença, na Itália, se interessou pela área devido ao histórico familiar de doença de Alzheimer. A avó dela tinha duas irmãs e um irmão, e as três irmãs desenvolveram demência ou Alzheimer e morreram disso. O irmão foi poupado, apesar de todos terem vivido até a mesma idade. O sistema de saúde italiano oferecia poucos recursos para a prevenção de demência. Buscando desenvolver formas de ajudar a si mesma e a outras pessoas, Lisa fez um doutorado com dupla titulação em Neurociência e Medicina Nuclear, esta última com o objetivo de praticar radiologia preventiva.

"Durante os estudos, perguntei para meu orientador do doutorado: 'Quando se trata de Alzheimer, faz diferença ser homem ou mulher?' "A resposta foi: 'Depende.' Como o Alzheimer é uma doença da velhice, e a tendência é que as mulheres vivam mais, infelizmente a probabilidade é de que mais mulheres desenvolvam a doença. Mas descobri que é uma doença que começa na meia-idade, com sintomas que se tornam evidentes na velhice", me conto a Dra. Mosconi.

Conheço muitas mulheres que sentem que a menopausa mudou seu cérebro. Uma delas me contou que achava ter uma conexão entre os problemas de memória e as variações de humor da menopausa: "Vou de chorar vendo um esquilo comendo uma noz a ficar parada com o buço suado na frente do congelador, sem conseguir me lembrar de por que o abri. As pausas longas se tornaram mais longas. Os olhares inexpressivos preocupavam meus conhecidos. Tinha gente que brincava sobre eu estar tendo um derrame, e, para falar a verdade, às vezes eu achava que estava acontecendo mesmo, porque não conseguia me lembrar de uma bobagem e ficava encarando o nada, pensando que isso me ajudaria a encontrar a resposta. Eu ligava para as pessoas e não lembrava por quê, então desligava e mandava uma mensagem dizendo 'Desculpa, liguei sem querer!'." É dessa estratégia que preciso!

Por anos, sempre que meus filhos faziam malcriação eu confiscava algo deles, tipo um brinquedo ou o videogame. Não dava para deixar os objetos confiscados sempre no mesmo lugar, porque eles descobriam onde estavam, então eu precisava pensar em esconderijos melhores. Mas, quando chegava a hora de devolver o brinquedo, muitas vezes eu não conseguia lembrar onde tinha deixado. Eu procurava incansavelmente e depois dizia: "Você vai ter que ficar mais um dia sem o brinquedo!" Meus filhos começaram a perceber. Passaram a brigar comigo pelo esquecimento. Ficamos meses sem conseguir encontrar o Nintendo do meu filho mais velho.

Quando tentei explicar para uma amiga como minha memória estava péssima, ela refutou:

— Não está, não! Você decora falas todos os dias!

Sim, mas todo ator já teve o pesadelo de estar pelado no palco e ter esquecido todas as falas. E decorá-las é um trabalho focado e de curto prazo. Todo mundo consegue manter algo na cabeça por pouco tempo, mas vou me lembrar de tudo isso daqui a um mês? Óbvio que não. Além disso, as falas são de outra pessoa. Quando as recitamos, não precisamos temer julgamentos por estar falando algo errado.

A Dra. Mosconi escuta muitas histórias de perda de memória e gostaria que as pessoas entendessem a conexão entre o esquecimento e os hormônios. "Na faculdade, ninguém me contou que a menopausa afetava o cérebro. Agora, ela é o centro de basicamente todas as pesquisas que fazemos."

A conexão tem um sentido intuitivo. Quando pensamos no que acontece com as mulheres ao longo da vida reprodutiva — TPM, depressão pós-parto, mudanças de humor na perimenopausa —, não é fácil concluir que os hormônios são os mesmos?

"Acho tão absurdo a medicina não acreditar na diferença entre homens e mulheres!", disse a Dra. Mosconi. "Nós usamos o termo 'medicina do biquíni', que basicamente quer dizer que o que torna uma mulher uma mulher — sob a perspectiva da nossa área — são as partes que podem ser cobertas por um biquíni. Seus órgãos reprodutivos, e só. Então, profissionais da saúde, desde sempre, vêm tratando e diagnosticando os dois gêneros exatamente da mesma forma, exceto por essas partes diferentes. E, infelizmente, a neurociência é equivocada ao acreditar que hormônios não fazem diferença, que o cérebro de homens e de mulheres devem ser analisados da mesma forma."

Ao estudar a saúde feminina, descobri que não era comum a participação de mulheres nos estudos patrocinados pelos Institutos Nacionais de Saúde dos Estados Unidos até o Congresso aprovar uma lei que exigia sua inclusão (em 1993!). Mas isso foi há mais de trinta anos. Será que a ciência não teve mais curiosidade a nosso respeito desde então? Por que ainda há tão poucas pesquisas sobre a menopausa e o cérebro?

"A resposta é que não há muitos investimentos", diz a Dra. Mosconi. "E os cientistas precisam pagar as contas. Durante o último período apresentado, os Institutos Nacionais de Saúde dos Estados Unidos dedicaram 45 bilhões de dólares do dinheiro de contribuintes ao financiamento de pesquisas. As mulheres representam 51% da população, mas estudos sobre questões de saúde mais comuns nelas receberam apenas 10% desse valor... Então, muitas áreas da saúde feminina não têm verbas, principalmente a menopausa. Nós merecemos muito mais."

As mulheres representam dois terços dos pacientes com demência. Parte do motivo pode ser atribuído ao fato de que nós vivemos mais — porém, não é só por causa disso. Algo nas mulheres as torna mais suscetíveis ao Alzheimer. Mas o quê?

A Dra. Mosconi realizou ressonâncias magnéticas no cérebro das mulheres antes e depois da menopausa. O que ela viu a deixou muito impressionada. Conforme envelhecemos, a atividade no córtex frontal (a parte do cérebro encarregada do raciocínio), do córtex cingulado (o qual se lembra do que fazemos) e do temporal (encarregado da memória e do funcionamento gerais) apresenta uma redução de 30%.

Algumas mulheres não apresentam essas mudanças. E a redução pode ser ínfima. Entretanto, outras apresentam uma redução brusca.

Uma conhecida me disse: "Minha memória era excelente — era bizarra, quase fotográfica. Não era muito útil, mas eu me lembrava do aniversário de todo mundo e conseguia listar o nome de todos os presidentes em 10 segundos. Era tipo uma marca registrada minha. Porém, agora, não consigo me lembrar do que jantei ontem nem da última palavra daquele joguinho Termo. E não sei se é só por causa da confusão mental ou porque, neste momento da vida, tenho tantas coisas para resolver, que não consigo mais acompanhar os detalhes."

Ela se preocupa com demência, porque a avó teve, então toma suplementos para a "saúde do cérebro", apesar de não existirem quaisquer evidências de que pessoas sem uma deficiência nutricional se beneficiem deles.

A Dra. Mosconi disse: "Muitas mulheres nos procuram preocupadas por não serem mais como eram antes e interpretam isso como um sinal de demência precoce, então fazemos exames bem minuciosos — muitos exames laboratoriais, ressonâncias magnéticas e tomografias — a fim de identificar com certeza se é a menopausa."

E se for menopausa, o que pode ser feito?

A equipe da Dra. Mosconi finalizou recentemente o maior teste já feito sobre o efeito da terapia hormonal na doença de Alzheimer e na demência, com mais de 6 milhões de mulheres ao redor do mundo.

"Se analisarmos os dados como um todo, a terapia apenas com estrogênio iniciada na meia-idade foi associada a uma redução de mais de 30% no risco de Alzheimer no futuro. Isso é uma ótima notícia. Se você começar a terapia hormonal com apenas esse hormônio mais de 10 anos após o último ciclo menstrual, o efeito é neutro. Não faz mal, mas também não protege. A mistura de progesterona e estrogênio iniciada na meia-idade também foi associada a uma redução leve de risco, cerca de 23%."

A notícia para pessoas como eu, que entraram cedo na menopausa, é dramática: se você parar de menstruar antes dos 45 anos, isso já é, por si só, um fator de risco para o desenvolvimento de Alzheimer. Minha nossa!

A Menopause Society já até declarou que, nessas circunstâncias, a terapia hormonal é recomendada a fim de diminuir esse risco.

Ufa! Fiz alguma coisa certa (assim espero).

Porém, independentemente de quando entramos na menopausa, a terapia hormonal não oferece uma proteção completa. O que mais as mulheres podem fazer, então?

"Comece a prevenção assim que possível", diz a Dra. Mosconi. "Há algumas coisas que podem melhorar a saúde do cérebro em qualquer idade. Elas exigem disciplina. A primeira são os check-ups regulares. Precisamos cuidar das questões que notoriamente aumentam o risco da doença de Alzheimer: transtornos metabólicos como diabetes, resistência à insulina, pré-diabetes e obesidade, além de doenças cardiovasculares. A pressão alta precisa ser controlada, assim como o colesterol e os triglicerídeos altos. Monitorar doenças da tireoide também é muito importante. E eu realmente acho que a menopausa deveria se tornar parte dos testes neurológicos para prevenir a demência."

Ela também recomenda uma boa dieta rica em vegetais, pois eles reduzem o estresse oxidativo no cérebro. Além de, é claro, atividades físicas. "Como população, não nos movimentamos o suficiente. Muita gente passa tempo demais sentada, e é extremamente importante encontrarmos formas de movimentar o corpo."

Então ela disse outra coisa que me surpreendeu: "A higiene é outro fator. Escovar os dentes é bem importante, porque os microbiomas oral e intestinal afetam a saúde do cérebro. Caso você tenha uma disbiose (quando o microbioma fica desregulado), talvez haja confusão ou exaustão mental. E não se esqueça do fio dental." Sempre tive preguiça de passar fio dental. Depois de saber que os germes na boca afetam o microbioma intestinal, comecei a me dedicar mais.

Então isso significa que a saúde do intestino e a do cérebro estão interligadas devido ao microbioma, e a saúde do coração também tem a ver com a saúde do cérebro. Tudo está conectado! As mudanças que você faria para diminuir o risco de doenças cardiovasculares são as mesmas mudanças de comportamento e estilo de vida que precisam ser feitas para reduzir o risco de Alzheimer. Também pode existir um componente genético para o risco de desenvolver a doença. Seria uma boa ideia investigar isso.

E lembre-se: o esquecimento que acomete tantas mulheres nessa fase da vida pode ser um sinal de variação hormonal causando mudanças reais no funcionamento do cérebro. Essas alterações podem ser tratadas ou reduzidas com a terapia de reposição hormonal e mudanças de estilo de vida.

Minha amiga da bicicleta finalmente foi ao médico. A ressonância magnética não mostrou nada, então é provável que a confusão mental esteja associada à menopausa. Ela vai tentar a reposição hormonal. Enquanto isso, incentivei-a a conversar com sua família e pedir que parem de piorar seu estresse! Independentemente do que estiver acontecendo, é algo que exige apoio amoroso, não zombaria.

O que deveriam nos contar sobre a saúde do cérebro

- A confusão mental (assim como as ondas de calor) pode ser sintoma da menopausa. Exames laboratoriais, ressonâncias magnéticas e tomografias podem ajudar a determinar se ela é indicativa de alguma questão associada à demência. Se for um sintoma da menopausa, a terapia de reposição hormonal pode ajudar.
- Estudos recentes e atualizados mostram que o uso de estrogênio na meia-idade pode ajudar a reduzir o risco de desenvolver doença de Alzheimer. Isso é especialmente verdade para pessoas com menopausa precoce.
- Sem querer ser meio mística, mas meditação e exercícios de respiração podem ajudar com a ansiedade, e conseguimos nos lembrar melhor de algo quando nos acalmamos.
- Boa parte do que fazemos para prevenir problemas cardiovasculares (como seguir uma dieta cheia de verduras e legumes e fazer atividade física com regularidade) também pode ajudar com questões do cérebro. Cuide da sua saúde metabólica.
- Peça às pessoas ao seu redor para serem gentis com você.

[illegible] certamente [illegible] nossas casas [illegible]

[illegible]

[illegible] para ajuda.

[illegible]

[illegible] metabólica.

[illegible]

CAPÍTULO NOVE

A SECA

Aqui vai um diálogo real que uma amiga teve com o namorado:

ELA: Amor, quero fazer alguma coisa no meu rosto. Um procedimento no pescoço. Tirar a papada.

ELE: Não! Você é linda do jeito que é! Conquistou as suas rugas! Elas são parte do que eu amo em você. Você sempre me disse que queria envelhecer naturalmente!

ELA: Bom, a Marie Kondo pregava precisão e limpeza impecável até que teve filhos e mudou de opinião. As prioridades mudam. Quando me olho no espelho hoje em dia, só enxergo essa papada horrorosa. Não quero virar uma pessoa diferente, só parecer menos cansada.

ELE: E se você ficar diferente? Seria como estar com outra pessoa.

ELA: Não, ainda serei eu.

Ele analisou a namorada com um olhar sério e demorado. Ela sentiu a compaixão e a empatia. Sentiu-se vista e ouvida. Que sorte ter encontrado um homem que a amava, mesmo com as rugas. Por fim, ele suspirou e disse:

ELE: Tudo bem. Já que você vai estar lá, o que acha de colocar uns peitos?

Tenho quase certeza de que, depois de ficar falando sem parar sobre plásticas, eu — quer dizer, a minha amiga! — merecia esse comentário, assim como o que se sucedeu, quando o namorado ameaçou fazer o procedimento também. Soube ali que estava na hora de mudar de assunto.

Todas as mulheres têm as próprias suposições sobre quanto desejam permanecer naturais conforme envelhecem ou se querem passar por intervenções. Algumas não fazem nada, ou apenas aplicam protetor solar todos os dias como medida de prevenção. Outras, especialmente aquelas que tem condição financeira para tal, têm o telefone do dermatologista nos contatos favoritos do celular, ou já fizeram procedimentos discretos, talvez até vários. Seu lugar nessa escala depende de gosto, condição financeira e da pressão social que sofre para permanecer jovem.

Quando eu tinha uns quarenta e poucos anos, minha pele começou a ficar mais irritada e sensível. Eu falava para todo mundo: "Estou gravando e não consigo parar de coçar o rosto! O que faço?" Tentei um creme de cortisona, e ajudou em curto prazo, mas foi uma solução temporária. (O uso a longo prazo tem vários efeitos colaterais, incluindo problemas nas glândulas adrenais e o afinamento da pele.) Não sabia que a coceira estava associada à menopausa, e hoje sei que a queda do estrogênio faz o corpo inteiro desidratar.

Na busca por produtos que tratariam a sensibilidade da minha pele, entrei em contato com amigas que abriram uma empresa chamada Onda Beauty, que vende produtos exclusivamente limpos e naturais. Elas me deram algumas coisas que ajudaram de cara. Minha pele se deu muito bem com aqueles ingredientes mais suaves. Então comecei a prestar mais atenção nas marcas que usava. Notei que os ingredientes mais agressivos tinham deixado de funcionar para mim, assim como as promessas exageradas de rejuvenescimento. Era impossível ignorar que esses cremes antirrugas faziam campanhas de marketing com mulheres que tinham metade da minha idade. Aí entendi que precisávamos de mais opções que funcionassem e de orientações sinceras a respeito da realidade do que os produtos de fato fazem, assim como sobre a necessidade profunda de nos mantermos hidratadas durante a menopausa.

Essa é a fase da vida em que provavelmente teremos mais tempo para investir em nós mesmas. Não dormimos mais de maquiagem. Não dedicamos apenas trinta segundos para escovar os dentes e nos damos por satisfeitas. Temos paciência para os passos extras que vão deixar a pele com uma sensação melhor pela manhã. E esbanjamos em produtos de skincare de qualidade, em vez de gastarmos tudo com um vestidinho preto da moda ou um novo par de tênis.

Pensei: *E se houvesse uma marca voltada para essa faixa etária, com produtos para todas as partes do corpo, voltados para lidar toda a variedade de sintomas?* E se houvesse um lugar que acabasse com as buscas individualizadas de autocuidado da mulher na meia-idade, a dança infinita de *Preciso ir a tal loja para comprar produtos de cabelo, e a tal loja de produtos naturais para comprar minhas vitaminas, e ir ali para isso e lá para aquilo?* E se houvesse uma única loja que não fizesse promessas milagrosas e dissesse: "Nós enxergamos você. Você é alegre, ainda é relevante, e queremos empoderá-la com conhecimento e uma comunidade, além de oferecer produtos que atendam especialmente às suas necessidades, da cabeça à vagina, com ingredientes muito específicos e direcionados"?

Também queria que a marca fosse divertida, sexy, irreverente e ousada, deixando claro para as mulheres da minha idade que este não é o fim. Não é o momento de pegar as agulhas de tricô e sentar-se em um canto, mas sim de cuidarmos bem de nós mesmas e sermos felizes. (Mas devo dizer que comecei a fazer tricô recentemente! Não porque estou aposentada, mas porque é uma atividade meditativa, que me tranquiliza e me ajuda a lembrar das minhas falas!)

Por ter crescido no Reino Unido e na Austrália, onde somos culturalmente doutrinados a ser autodepreciativos, nos encolher e pedir desculpas por tudo, sempre tive dificuldade em me impor. Tive um choque cultural enorme quando fui para os Estados Unidos. Todo mundo parecia tão confiante! Mas, no fim das contas, mesmo com a minha timidez crônica, eu me senti na obrigação de fazer alguma coisa. A única figura pública que eu já tinha visto falar sobre hormônios e menopausa era Suzanne Somers. Era uma pioneira, corajosa, muito à frente do seu tempo. Ela também defendia hormônios manipulados, algo que descobri não ser aprovado pela vigilância sanitária quando comecei a minha jornada com a menopausa.

Como disse, tive medo de que me identificar publicamente como uma mulher na menopausa passasse para Hollywood a mensagem de que eu tinha me tornado irrelevante. Mais de uma pessoa na indústria me disse que era melhor eu trabalhar o máximo possível, porque perto dos 40 anos era quando quase tudo secava, sem trocadilhos. Mas eu queria encontrar uma forma de conectar mulheres na menopausa e de me sentir menos sozinha.

Depois que comecei a falar sobre a minha experiência, fiquei impressionada com o grau de sofrimento e solidão das mulheres, e também com a necessidade delas de ser vistas. Em mais de uma ocasião, mulheres me procuraram com lágrimas nos olhos, prontas para compartilhar suas histórias sobre finalmente conseguirem conversar com seus companheiros ou chefes sobre suas experiências. Essas pessoas faziam coisas incríveis sem quase nenhum apoio, ao mesmo tempo que lidavam com diversas responsabilidades.

Quanto a mim, de muitas formas, sentia que estava apenas começando. Minha carreira estava no auge. Eu interpretei Ann Darrow em *King Kong* aos 36 anos, pouco antes de fazer aquela primeira rodada de exames de sangue que me classificou como no início da menopausa.

Avançando para o futuro, chegamos à pandemia de covid-19, quando todos nós ficamos presos dentro de casa. De repente, eu tinha tempo para avaliar opções e entrar em contato com mulheres que tinham as mesmas dúvidas que eu. Eu já estava bem envolvida com a Onda Beauty, mas, agora, esse era meu único foco. Um dia, estava em uma chamada com cerca de cinquenta criadoras, CEOs e investidoras de marcas de beleza. Uma pergunta surgiu: "O que podemos fazer para ajudar umas às outras?" Comecei a me perguntar o que mais seria possível. As ligações se transformaram em reuniões semanais, por dois anos.

O risco de começar um negócio me deixava muito ansiosa, mas não conseguia parar de pensar nisso. Quando comecei a falar sobre a menopausa, sabia que era algo arriscado. Ninguém quer subir sozinha em um palanque, berrando para o nada sobre um assunto tão pessoal e, geralmente, controverso. Compreendia que precisava de apoio, e vi potencial em criar uma comunidade maior dedicada ao assunto — mas não tinha a menor ideia de como começar! Então fiz o que qualquer grande líder faria: procurei "como começar um movimento" no Google.

Por mais que pareça bobagem, logo encontrei um TED Talk de Derek Sivers que me inspira até hoje. Ele deu o exemplo de como uma pessoa convenceu um grupo a dançar em um parque. Uma pessoa pode começar a dançar sozinha sem inibição e parecer meio idiota enquanto o mundo ao redor continua seu curso, obedecendo às regras sociais que nos dizem para não balançar o esqueleto em público, por mais divertido que isso pareça! Porém, talvez alguém veja a dança e tenha vontade de participar. De repente, duas pessoas estão dançando, e parecem menos idiotas. Essa segunda pessoa chama amigos, e esses amigos chamam outros, e, quando menos se espera, há uma festa no meio do parque.

Em resumo, Sivers diz que, para começar um movimento social, um líder precisa estar disposto a se expor ao ridículo, oferecendo instruções simples. Porém, ainda mais importante do que ele é a alma corajosa que decide seguir o chamado daquele louco solitário. É apenas com o entusiasmo de um seguidor que uma pessoa normal se transforma em líder. De acordo com Sivers, o líder é a pedra, o seguidor é a faísca e, juntos, eles criam fogo. Com o tempo, mais e mais pessoas se juntam à causa, até que se associar a ela deixe de ser arriscado. Se ela for bem-sucedida o suficiente, a maré muda, e há um risco de você ficar para trás caso não siga o movimento.

O meu sonho era criar uma comunidade. Achei que, se compartilhássemos nossas histórias, um dia poderíamos viver em um mundo no qual não haveria estigmas associados à meia-idade, e que a norma seria sermos completa e autenticamente nós mesmas em todas as fases da vida.

Com o tempo, as ligações e as pesquisas aumentaram minha confiança. Ninguém conseguiu me convencer de que o mundo *não* deveria prestar atenção em mulheres na menopausa. Mas como diabos começaria aquilo? As pessoas com quem eu falava eram tão inspiradoras! Senti a necessidade de tomar uma atitude com aquela ideia que não saía da cabeça. No começo do segundo ano, pensei: *Vou fazer um telefonema e falar sobre meu projeto da menopausa. Vamos ver no que dá.* Acabei em uma ligação com um executivo da empresa de biotecnologia Amyris. Ele disse: "Gostei da ideia. Vou passar seu contato para duas pessoas daqui." Comecei a pensar que, apesar de nunca ter terminado meus estudos, talvez tivesse algum talento para negócios.

Eu me esforcei para montar uma apresentação com imagens que encontrei na internet e no Instagram. Até que ficou boa, levando em consideração que fiz tudo em menos de 24 horas com a ajuda de uma colega que é ótima com design gráfico. Depois da reunião, o executivo disse: "Vamos nessa." Passaram-se talvez um ano e quatro meses entre o primeiro telefonema e o lançamento da Stripes Beauty.

Fiquei tão feliz por ver as pessoas reagindo como eu esperava! Desde então, muitas mulheres me disseram que o site da Stripes Beauty é uma ótima fonte de aprendizado sobre a menopausa, assim como de reflexão. Elas se sentem vistas. Com esse trabalho, descobri que o humor é nosso maior aliado, porque sabemos muito bem quanta tristeza e medo existem por aí. É bem mais fácil aprender as coisas quando aliviamos o sofrimento e a dor com risadas. Precisamos sempre nos perguntar: Como encarar essa fase da vida de um jeito não apenas suportável, mas divertido? Foi assim que a Stripes Beauty lançou produtos como o lubrificante íntimo Oh My Glide [Ai, meu deslize] e o gel hidratante Vag of Honor [Vagina de honra].

Entretanto, produtos como esses (por melhores que sejam!) não substituem consultas regulares com um dermatologista. Exames para verificar a presença de câncer de pele são essenciais, e esses profissionais podem dar orientações sobre as melhores soluções para olheiras ou descamação. Os melhores profissionais nem sempre atendem pelo plano de saúde, mas descobri que talvez seja mais barato pagar a consulta com um bom dermatologista do que experimentar dezenas de produtos diferentes da farmácia ou da Sephora por conta própria, torcendo para um sérum fazer o efeito que outro produto prometeu e não cumpriu.

Médicos que entendiam de menopausa me explicaram que o ressecamento da minha pele estava associado à idade. A renovação celular diminui conforme envelhecemos. Aos 20 anos, a pele se regenera em ciclos mensais. Mas, aos 50, o mesmo ciclo leva mais de cinquenta dias. E, sem essa reparação, você acaba se sentindo cansada e aparentando cansaço. Retinóis e esfoliantes podem ajudar a acelerar a renovação celular, mas também podem ressecar a pele, então é complicado encontrar um ponto de equilíbrio. Hoje em dia, prefiro evitá-los, ou usá-los apenas em ocasiões especiais.

A parte irritante é que a pele nessa fase da vida pode ser tanto seca quanto acneica, porque as glândulas sebáceas estão ativas e prevalentes por todo o corpo. (Novamente, essa estranha semelhança entre a puberdade e a menopausa!)

"Sem dúvida, durante a puberdade as glândulas sebáceas ficam superativas e causam acne — e nem sempre ela passa conforme envelhecemos", disse a Dra. Dendy Engelman, cirurgiã dermatológica. "A American Academy of Dermatology afirma que 25% das mulheres na faixa dos quarenta anos ainda sofrem de acne. Elas têm espinhas no rosto e dizem: 'Quando falei que queria parecer mais jovem, não estava falando disso!' Ao mesmo tempo, podem ter ressecamento vaginal. Não é uma grande ironia notar como hidratamos uma região e procuramos 'secar' outras onde temos espinhas?"

A Dra. Amy Wechsler, dermatologista, me disse: "A acne hormonal costuma aparecer na parte inferior do rosto, no queixo, na mandíbula e no pescoço. Isso acontece porque há mais receptores de testosterona ali."

Se uma mulher de quarenta e poucos anos que não tiver tido espinhas em vinte anos começar a ter acne, talvez seja interessante investigar a possibilidade de uma conexão hormonal.

A paciente provavelmente faria exames de sangue e talvez alguém receitaria anticoncepcionais ou um medicamento oral chamado espironolactona, originalmente criado para controlar pressão alta.

Outra questão importante para mulheres nessa idade é a rosácea, que causa crises de vermelhidão no rosto. "A rosácea costuma acontecer pontualmente ou quando a pele está sensível", disse a Dra. Wechsler. "Falo sobre pele sensível de duas maneiras. Você pode ter nascido com ela, passar a vida inteira assim, ou sofrer uma sensibilidade temporária, induzida por mudanças hormonais, uso de novos produtos, estresse ou falta de sono. A menopausa é apenas uma das alterações com potencial de causar sensibilidade. E uma das formas como ela pode se manifestar é a rosácea. Também pode ser na forma de urticária, eczema ou dermatite. Passar a usar produtos para pele sensível, sem fragrâncias, costuma ajudar." Eu adorava usar máscara facial de farmácia, mas, agora, meu rosto só não se rebela contra as mais suaves.

Uma vez, um dermatologista me aconselhou a fazer um peeling químico. Segundos após ele passar o produto, senti a pele ardendo como se estivesse pegando fogo. Meu pânico aumentava conforme ele tirava as substâncias químicas do meu rosto. O médico me disse que a recuperação demoraria cinco dias. No décimo dia, que era Natal, eu estava com o rosto cheio de casquinhas. Sou uma dessas pessoas que já costuma ficar deprimida no Natal, e os efeitos do peeling não ajudaram em nada. É sempre bom pesquisarmos procedimentos antes, para não sermos convencidas a nada por impulso.

Com relação à sensibilidade, eu e minhas amigas adoramos passar um tempo juntas fazendo as unhas do pé e da mão, mas dermatologistas me alertaram sobre o cuidado com as unhas: é melhor ter cautela com os lugares aonde vamos e os procedimentos que fazemos.

A Dra. Wechsler disse: "A luz ultravioleta é perigosa. A esmaltação em gel causa menos impacto se você usar aquelas luvas sem as pontas dos dedos e protetor solar, mas, mesmo assim, o leito ungueal fica exposto à luz UV. Isso não me parece muito bom." Para uma esmaltação normal, ela diz que é preferível não remover as cutículas. "Nunca deixo ninguém tocar nas minhas. Cutículas saudáveis protegem a unha de fungos, infecções e bactérias." Por fim, ela nos orienta a ficar atentas em relação às práticas de higiene do salão na esterilização dos instrumentos, especialmente quando fizermos os pés: "Se alguém tiver um fungo ou uma verruga nos pés, colocá-los na água, e você usar a bacia logo depois, pode se contaminar. A maioria dos lugares só faz limpeza com água sanitária no fim do dia. E a água sanitária é o único produto que limpa tudo isso. Um pouquinho de água com sabão não vai matar nada disso que mencionei. No meu consultório, vejo uma infinidade de infecções nos pés, às vezes nas mãos, por causa de salão de beleza. Se usarem algum forro descartável, ou se você for a primeira cliente do dia e fizerem limpeza com água sanitária no fim do expediente, não haverá problemas."

A Dra. Engelman disse que uma boa noite de sono também faz uma diferença e tanto nos problemas de pele, porque é no sono profundo que acontece um aumento no hormônio do crescimento humano — também conectado à saúde capilar.

A queda de cabelo surpreende muitas mulheres nessa faixa etária. Eu mesma não entendia que o afinamento capilar era uma questão dermatológica e não uma questão para deixar para ver no salão de beleza.

A Dra. Wechsler afirma que um problema normalmente associado à queda capilar em mulheres de meia-idade é o baixo nível de ferro: "Perdemos sangue todo mês. Minha ginecologista disse: 'Não gosto da ideia de mulheres doarem sangue enquanto estão menstruadas. Não há ferro suficiente.' Faz todo sentido, porque você abre mão de uma quantidade grande dele quando cede uma bolsa inteira de sangue. É uma boa ação por vários motivos, mas muitas de nós, mesmo sem doar sangue, não têm ferro suficiente. E o cabelo depende muito do ferro e das suas reservas."

Perguntei a ela sobre suplementos, e sua resposta foi que sim, eles funcionam, e que há situações em que até infusões são recomendadas. "Se uma mulher continua menstruando e tem pouco ferro, receito uma dose na veia e depois peço um exame de sangue para dali a um mês. Se o nível se estabilizar, então a frequência da menstruação e a intensidade do fluxo determinam a regularidade dos exames dali em diante, variando entre seis meses e um ano. Também é possível diminuir ou interromper o fluxo menstrual intenso com pílulas anticoncepcionais ou com o DIU."

O cabelo é o meu calcanhar de Aquiles. Acho que é a única coisa que nunca consigo acertar. Sei que usei e abusei dele em filmes e sessões de fotos desde os meus vinte e poucos anos. Já pintei, ondulei, alisei, já enchi de produtos — e, pior de tudo, já o prendi apertado demais para causar um efeito de lifting facial, escondendo-o embaixo de perucas por dias seguidos.

Todo mundo na minha família tem cabelo ralo, mas, entre minha avó, meu irmão, minhas tias e minha mãe, eu sou a mais afetada. Minha testa está aumentando. A risca que marca onde reparto o cabelo só cresce. Já usei todos os suplementos e fiz todos os tratamentos existentes, e, sim, sou meio obcecada. Em um momento do qual não me orgulho nem um pouco, apliquei PRP, injeções de Plasma Rico em Plaquetas, que costuma ser usado para acelerar a recuperação de lesões. Minha testa inchou tanto que precisei cancelar uma sessão de fotos para uma revista.

O que mais me ajuda é seguir uma dieta com alto teor de proteína e ferro, e minimizar o estresse. E tentar não maltratar meu pobre cabelo tanto quanto fazia, a menos que seja absolutamente necessário para o trabalho. Tenho épocas boas, mas então ele volta ao habitual — fino e ralo. Uso perucas em filmes e apliques em sessões de foto. Recentemente, encontrei um aplique mais permanente de que gostei, um processo de microcápsulas, apesar de precisar ser refeito a cada seis semanas. De certa forma, fico grata pelo meu cabelo cada vez mais ralo me distrair do meu rosto cada vez mais envelhecido!

Sempre que assisto às palestras da Dra. Engelman, as mulheres na plateia se viram umas para as outras no instante em que ela começa a falar do afinamento capilar; elas gesticulam apontando para o cabelo dela, digno de comercial de shampoo, e sussurram: "Bem, ela com certeza não tem esse problema!"

Mas a Dra. Engelman diz que já viu como a queda de cabelo pode ser difícil, seja por causa da idade ou por alguma doença. "Sou cirurgiã especializada em tratar câncer de pele", ela me disse. "Nessa especialidade, já vi mais pacientes chorando no meu consultório enquanto falávamos sobre queda capilar do que ao receber o diagnóstico de câncer de pele. O cabelo desperta muitas emoções. As pessoas nem sempre sabem que os dermatologistas são os médicos corretos para falar sobre queda capilar. Elas dizem: 'Não sei se você é a profissional adequada. Será que eu devia falar sobre isso com meu clínico geral? Ou meu ginecologista?' Na verdade, somos especialistas em tudo que é externo: cabelo, pele, unhas. Eu sempre digo: 'Não é algo natural envelhecermos e ficarmos com o cabelo mais bonito.'"

"Sabemos que o folículo e a haste capilar diminuem, e perdemos densidade no fio. Nas mulheres, isso não se manifesta da mesma maneira que nos homens, os quais costumam ficar calvos nas entradas. Nelas, a separação do cabelo vai crescendo. O couro cabeludo fica mais visível, e isso pode ser incômodo."

Então, o que pode ser feito a respeito da queda capilar? Minhas amigas temerosas de perder o cabelo tomam suplementos ou gominhas de biotina, mesmo que essas causem problemas gastrointestinais, como dores de barriga, enjoo e diarreia. Também conheço muitas que adoram maquiagem capilar na cor do cabelo. Quando aplicada ao couro cabeludo, ela cobre a pele que apareceria entre os fios ralos.

Já sei: outro produto! Caso seu banheiro seja parecido com o meu, temos tantas poçõezinhas que esse espaço fica igual a uma cozinha de bruxa. Antigamente, eu só lavava o rosto antes de dormir; agora, faço uma produção elaborada que poderia se chamar *Skin care: uma peça em quatro atos*.

Primeiro ato: limpeza. Alguns dermatologistas recomendam o *double cleanse*, em que você retira a maquiagem com um produto (recomendo a água micelar H2O da Bioderma) e depois usa outro para uma limpeza profunda. Nessa faixa etária, é provável que seja indicado a você algo mais suave, e não um adstringente ou esfoliante, como aconteceria quando era mais jovem. Procure um produto de aspecto mais leitoso, que não faça muita espuma e que possa ser enxaguado com água.

Segundo ato: tônico facial para umedecer a pele e abrir os poros, a fim de deixar a hidratação entrar. Aplicar com um pedaço de algodão ou pressionar com as próprias mãos.

Terceiro ato: sérum. Os séruns costumam ser mais leves que um hidratante e podem tratar questões específicas: ressecamento, falta de brilho ou manchas, por exemplo. O químico que cuida das fórmulas da Stripes Beauty criou uma mistura especial de ingredientes para mulheres na menopausa, esqualeno com ectoína, resultando em uma hidratação mais intensa. Um dos ingredientes mais comuns em séruns é o ácido hialurônico, porque traz flexibilidade para a pele e diminui as rugas. Outro é a niacinamida, uma versão solúvel em água da vitamina B3: enrijece a pele e diminui os poros.

Quarto ato: pela manhã, hidratante com FPS. À noite, hidratante noturno sem FPS. Esses produtos costumam conter retinol ou retinoides, que aumentam a produção de colágeno, trazendo um viço a mais para a pele.

E então temos os produtos extras: cremes para a área dos olhos, máscaras e esfoliantes — isso sem mencionar tratamentos injetáveis mais caros, como o Botox, que relaxa os músculos por alguns meses, minimizando rugas, ou preenchimento com colágeno. A guru de maquiagem Bobbi Brown me disse: "Escolhi não fazer tratamentos injetáveis. Não são para mim. Mas uso lasers e outras coisas que melhoram minha aparência."

Ela recorre a tratamentos e máscaras com microcorrentes para acalmar a pele e diminuir os poros. O resurfacing a laser costuma ser caro, e há um período de recuperação de alguns dias ou até semanas durante o qual a pele forma casquinhas e descama, dependendo da intensidade do tratamento. Mas ajuda bastante com a uniformidade e o viço do rosto. Pergunte às suas amigas sobre a recuperação, assim como aos seus médicos!

Eu fiz um procedimento de radiofrequência chamado Morpheus 8 no pescoço e no rosto para aumentar a produção de colágeno. Foi caro e doeu à beça, mas alguns dermatologistas o recomendam para melhorar a firmeza da pele. E minha filosofia sempre foi que, se não doer, não deve estar funcionando. Então conversei com outra dermatologista, e ela me disse que nunca faz esse procedimento porque, de acordo com sua experiência, ele não dura nada. Ela prefere o Thermage, que também é doloroso e tão caro quanto, mas oferece resultados melhores.

É muita coisa, né?

Outros dermatologistas afirmam que para mulheres da nossa idade a melhor alternativa talvez seja investir em apenas três coisas. A primeira: um bom filtro solar com zinco, e usá-lo todos os dias, sem miséria. A segunda: um creme com tretinoína toda noite. (Se fizer isso, talvez seja melhor pular o tônico, ou esperar meia hora para passar a tretinoína.) A terceira: Botox de meses em meses.

As duas primeiras são relativamente baratas. Nos Estados Unidos, a terceira pode custar entre 300 e mil dólares por aplicação. Os preços vão variar de onde no mundo você vive e do nível de sofisticação do consultório do seu médico. E o Botox pode paralisar algumas expressões faciais, algo que desanima muitas mulheres. Da primeira vez que fiz Botox, tive uma gravação de filme de terror pouco tempo depois e minhas feições horrorizadas com certeza foram comprometidas. Porém, queria experimentar, porque uma amiga minha tinha feito e o resultado tinha ficado maravilhoso. Desde então, usei doses pequenas nos intervalos entre gravações, mas sempre pesquiso novos procedimentos estéticos para experimentar.

A maquiagem que usamos também muda com a idade. Quando eu passava 16 horas por dia gravando a série *Gypsy*, minha maquiadora, Kyra Panchenko, vivia lutando contra a vermelhidão e a irritação da minha pele. "É fácil maquiar pessoas com pele jovem. Você passa qualquer coisa e elas ficam bonitas", disse ela. "Mas, com mulheres mais velhas, é preciso ir com calma e ter cuidado. Alguns pincéis são ásperos demais para a pele madura."

Mary Wiles, maquiadora de muitas celebridades, diz que o segredo para a maquiagem nessa idade é "manter a pele muito viçosa e hidratada, sem muito pó e sem muita base."

Ela diz: "Sobrancelhas marcantes sempre passam um ar jovial, porque, quando envelhecemos, a pele começa a cair sobre os olhos, e as sobrancelhas afinam." Para evitar isso, ela recomenda cílios definidos com muito rímel e um pouquinho de delineador marrom-escuro ou preto na linha superior dos cílios.

Ela usa um curvex para abrir mais o olhar e sombras matte. "A maquiagem natural que complementa os tons que você já tem na pele destaca seus atributos. Se tiver lábios com um subtom azulado, não passe um batom laranja. Siga uma paleta de cores frias." Ela também prefere blush em creme ao em pó: "O mercado está saturado de pós, e ninguém mais quer usá-los." Eles acumulam nas linhas de expressão; se você tiver muitas, pode ficar com a aparência de "um rosto craquelado". Contornar os lábios ajuda com a definição, e, se sua pele for muito clara, talvez seja interessante cogitar usar um batom mais ousado.

Bobbi Brown, que trabalha no mercado há 40 anos, me disse: "Em termos de beleza, estou começando a entender como me maquiar para não parecer cansada e ficar mais bonita com a idade que tenho. Conforme vamos envelhecendo, ficamos mais secas. O segredo está na hidratação. Não saio mais de casa sem um hidratante iluminador, porque, quando me sinto ressecada e desidratada, provavelmente estou mesmo, então o aplico."

Basicamente, um hidratante iluminador é um óleo ou sérum facial que você pode carregar na bolsa e passar na pele quando se sentir ressecada em algum ponto. Uma versão mais em conta é o Lumi Glotion, da L'Oréal.

Também sei de alguns truques bons de maquiagem que incluem usar tintura para sobrancelhas e cílios, e um leque de iluminadores. Sempre recebo elogios quando uso o meu iluminador da Westman Atelier, que é completamente absorvido pela pele, então não transfere e nem engordura o cabelo. A Jones Road, marca da Bobbi Brown, também tem um ótimo hidratante que serve como iluminador, o Miracle Balm.

Brown me disse: "Não uso bases tradicionais. Uso a minha porque ela hidrata a minha pele e dá um efeito de lifting. Sempre preciso de blush. Acho que, conforme vamos envelhecendo, o blush vira nosso melhor amigo, e vou direto no cor-de-rosa gritante. Passo algo por cima para dar um brilhinho, e, se tudo mais derreter, tenho isso. Não sou de passar batom. Não gosto de como fica em mim. Mas sempre maquio os olhos. Deixo minhas sobrancelhas mais marcadas. Passo delineador e rímel preto."

Notei que ela também usa óculos estilosos. Muitas conhecidas começaram a usar armações mais ousadas na meia-idade, e também a experimentar lentes multifocais. Você sabe que está pronta para elas — essas que juntam várias prescrições para perto, longe e distâncias intermediárias — quando tem mais de um par de óculos e precisa trocá-los o tempo todo. Caso precise de óculos de leitura para ler o cardápio e de outro para ver os pratos do dia em uma placa, ou se tiver dificuldade para entender o GPS no painel do carro sem tirar os óculos para longe enquanto dirige, talvez o seu momento de cogitar as multifocais tenha chegado.

Algumas pessoas odeiam lentes multifocais, porque é necessário um tempo para se acostumar a elas, e a visão periférica pode ficar um pouco embaçada. Mas a adaptação é melhor quando você passa a usá-las assim que começa a precisar delas, e não depois, quando seu grau já está mais alto. E, após o período de adaptação, elas são incríveis, pois nos dão a visão perfeita, como quando éramos mais jovens.

Queria que a sociedade não enfiasse goela abaixo das mulheres a ideia de que precisam tentar parecer dez anos mais jovens o tempo todo, enquanto os homens se tornam mais interessantes, rústicos e poderosos conforme envelhecem. Detesto essa mensagem. Faço o que posso para desmenti-la, mas, se for para fazer uma coisinha ou outra de vez em quando — ou até coisas grandes — para nos sentirmos melhor com nós mesmas, por que não? Não estou aqui para julgar ninguém!

Uma amiga me contou que estava muito preocupada com o envelhecimento do rosto. Quando ela vê fotos de si mesma, só enxerga as rugas, então tenta tirar fotos apenas pelo ângulo de cima. Tenho outras amigas que se orgulham muito das rugas que têm. Estou no meio-termo.

Senti um alívio enorme quando comecei a falar sobre o processo de envelhecimento, mas isso não significa que eu esteja imune aos perigos da autocrítica. Lógico, quando estou na frente das câmeras e esperam que eu esteja maravilhosa, me esforço para isso. Tenho muita consciência da iluminação e dos ângulos do meu rosto. E até eu me convencer de que uma boa plástica terá mais efeito do que boa iluminação e bons ângulos, provavelmente continuarei pesquisando procedimentos e adiando esse momento. Mas nunca diga "nunca". Na verdade, em alguns dias tenho quase certeza de que vou marcar alguma!

No geral, fico feliz por ainda poder interpretar uma grande variedade de personagens pelo fato de ainda ter um rosto tão expressivo. Em *Feud* interpretei uma mulher dos 40 aos 63 anos. Meu rosto mostra a idade que tenho. E o que levo para uma história ou personagem mostra isso também. Já passei pelo luto e por perdas. Já terminei um relacionamento importante e senti muita vergonha por separar minha família, mesmo sabendo que eu e meu ex temos relacionamentos felizes e mais saudáveis agora, e que nossos filhos amam os novos membros da família. Ainda tenho uma sensação de fracasso às vezes.

Assim, essa é a mulher que vou interpretar. Uma que tenha feito sacrifícios e tomado decisões difíceis. Não vou encarar uma personagem que esteja se apaixonando pela primeira vez. Então por que não deveria aceitar a realidade e viver de acordo com ela? É justo dizer que fico um pouco confusa a respeito desse assunto — às vezes defendo intervenções cosméticas e, em outras, repudio. Só espero que a sociedade possa alcançar um estágio em que aceite mulheres parecendo ter a idade que têm. Espero que as pessoas ajustem sua tolerância para que eu não precise ajustar a minha papada.

O que deveriam nos contar sobre a pele e o cabelo na meia-idade

- Sua pele tem uma aparência diferente aos 50 anos em comparação ao que era aos 20, por causa da queda da regeneração celular. Podemos usar retinoides ou esfoliantes para acelerar o processo, mas é preciso equilibrar isso com uma hidratação adequada.
- É normal ter pele seca na menopausa, mas 25% das mulheres entre 40 e 49 anos ainda sofrem com acne.
- Uma rotina recomendada na meia-idade inclui o uso de protetor solar com zinco pela manhã e retinol à noite.
- O sono é importante para uma pele saudável, assim como beber muita água.
- O cabelo das mulheres fica mais ralo com a idade, e produtos, incluindo maquiagem capilar da cor dos fios, estão disponíveis para esconder o couro cabeludo visível.
- É importante procurar um dermatologista que entenda a menopausa. O ressecamento, em específico, pode melhorar com o uso de estrogênio.

CAPÍTULO DEZ

ACORDADA ÀS TRÊS DA MANHÃ

"Durma mais!" é o que todos dizem, como se isso fosse resolver todos os nossos problemas. Eu mesma já recomendei isso bastante neste livro. É muito provável que todas nós já tenhamos tentado seguir essa recomendação, junto com um milhão de outras coisas. Esse discurso de "Durma mais, beba mais água, faça mais exercícios físicos" pode ser bem irritante. *Eu sei que devia fazer essas coisas!*, quero gritar. Mas *como*?

Aconteceu quando entrei na meia-idade: não conseguia mais dormir. Na verdade, parecia que nunca tinha dormido na vida. Não era capaz de me lembrar da última vez em que não tinha acordado às três da manhã, e talvez também à uma da manhã e às cinco, ou se conseguia sequer pegar no sono. Meus filhos estavam com 2 e 4 anos. Vivi muitas noites insones, acordando para ficar com eles quando eram bebês. Mas, àquela altura, as crianças já dormiam mais ou menos bem. Por que eu não conseguia?

Seria de se esperar que nos acostumaríamos depois de um tempo, que nos adaptaríamos à falta de sono, como pessoas que moram em locais de clima frio se adaptam à neve. Talvez eu conseguisse aguentar uma noite maldormida, mas, com duas ou três seguidas, eu ficava acabada.

A Dra. Suzanne Gilberg-Lenz disse que essa pode ser uma das partes mais traiçoeiras da menopausa: "Passei 22 anos fazendo partos, então sei como fico quando não durmo. Demorei muito tempo para conseguir dizer às pessoas na minha vida, aos meus filhos, a meu companheiro: 'Hoje não é um bom dia. Vou estar enlouquecida e comer só carboidratos. Então, me deem um pouco de espaço.' Chegava em casa do trabalho e dizia: 'Não consigo conversar agora.'" Quanto menos ela dormia, mais dificuldade tinha em participar da vida em família.

Minha amiga Lisa me contou que, para ela, a falta de sono foi o pior sintoma da menopausa: "O primeiro indício de que havia algo diferente veio quando os momentinhos nos quais acordava às três da manhã começaram a durar até o amanhecer. Era como se eu tivesse cheirado uma carreira inteira de anfetamina; ficava ligadona. Então passava o dia feito uma sonâmbula, pensando que o problema devia ser o excesso de tristeza e estresse na minha vida, pois eu cuidava de pré-adolescentes e de uma mãe com demência.

"Foi só quando comecei a pensar em me divorciar do meu marido — que eu amava muito e ainda amo — por ele respirar alto demais e por basicamente TODA PALAVRA QUE SAÍA DE SUA BOCA que percebi que talvez não fosse só estresse. Ainda assim, não achava ser algo hormonal; afinal, minhas amigas nunca tinham tocado muito no assunto e eu ainda menstruava, mesmo que pouco.

"Por sorte, liguei para o meu obstetra e contei o que estava acontecendo. Ele nem me deixou terminar de reclamar de falta de sono antes de dizer: 'Na segunda-feira de manhã, quero você aqui para uma consulta. Não atuo mais como obstetra. Na verdade, sou presidente da sociedade de menopausa da Austrália.'"

"BUM! Todos os medos que eu tinha relacionados ao câncer de mama desapareceram. Ele me mostrou dados, me explicou os benefícios da terapia de reposição hormonal para o coração, para a densidade óssea e a saúde do sono, assim como os malefícios de ignorar tudo isso e sermos 'fortes' como nossas mães, que, verdade seja dita, perderam não só a cabeça, mas casamentos e amizades também. Por sorte, nunca tive tendência a ter depressão como minha mãezinha, e a menopausa a jogou nessa de cabeça. Agradeço a Deus por ter ligado para o meu médico naquele dia."

Em geral, médicos tentam encontrar uma combinação de higiene do sono, reposição hormonal, soníferos e outros tratamentos até acharem uma solução que funcione. O médico de Lisa receitou um gel de estrogênio e comprimidos de progesterona. E, para ela, isso fez toda a diferença: "Do dia para a noite, minha vida mudou: o sono voltou, meu marido começou a respirar mais baixo, meus amigos deixaram de me irritar." A progesterona, conhecida como o "hormônio do relaxamento", pode ter um efeito sedativo se tomada antes de dormirmos.

A terapia de reposição hormonal não resolveu totalmente a minha dificuldade para dormir, embora a progesterona tenha ajudado bastante.

Talvez simplesmente seja impossível voltar a ter a qualidade de sono que tínhamos na juventude. Como pode já ter existido um tempo no qual eu conseguia cair no sono em qualquer sofá, dormir a noite toda e acordar já pronta para sair e completamente descansada? Agora as condições têm que ser perfeitas e, mesmo assim, acordo várias vezes durante a noite.

Como muitas pessoas, descobri que monitorar o sono me ajuda a priorizá-lo, assim como usar um contador de passos tende a nos incentivar a andar mais. Para avaliar como durmo, uso um acessório chamado Oura Ring (que custa cerca de 300 dólares nos Estados Unidos; smartwatches podem ter preços mais acessíveis). O Oura Ring é utilizado como um anel e registra seus dados biométricos, além de mostrar o tempo que você dormiu e a qualidade do seu sono. Para mim, funciona quase como um diário, me permitindo visualizar padrões e entender quais mudanças podem ser necessárias. (Toda forma de monitoramento pode ser útil nesse sentido — para acompanhar uma dieta, o humor ou sintomas em geral.)

Os médicos especializados com quem conversei afirmam que aparelhos de monitoramento de sono exageram quando afirmam indicar o tempo exato dedicado a cada fase, mas me viciei em ver o relatório toda manhã. De acordo com o anel, durmo entre 6 e 7,5 horas por noite, e meu sono profundo quase sempre dura menos de uma hora, nunca mais do que uma hora e 15 minutos. O resto é uma mistura de sono REM e leve, com vários momentos de sono picado.

Liguei para a Dra. Suzie Bertisch, diretora clínica de medicina comportamental do sono no Brigham and Women's Hospital e professora-assistente de medicina em Harvard, a fim de entender como poderia dormir melhor. Ela tem especialização no tratamento de insônia, apesar de tratar todos os transtornos do sono.

"Meu interesse pela insônia durante a menopausa aumentou quando comecei a conduzir estudos com a Dra. Hadine Joffe", explicou. "Ela é uma das mais proeminentes cientistas do sono que estuda essa fase da vida. No nosso estudo de fisiologia, meu papel era entrevistar mulheres que sofriam do que chamamos de 'insônia associada a ondas de calor', ou um transtorno que começava ou piorava durante a transição menopáusica. Foi um estudo fisiológico intenso com cerca de quarenta mulheres em algum estágio da menopausa, e 25 delas tinham insônia. Quando conversei com as que sofriam desse distúrbio, que eu regularmente tratava em pacientes no meu consultório, fiquei impressionada com seus relatos de ainda não terem recebido tratamento algum. Muitas ouviram de seus médicos que essa era uma fase natural da vida e nada podia ser feito. Apenas aceite, sorria e siga em frente. Isso abriu meus olhos. Percebi que havia um abismo entre tudo o que sabemos a respeito do tratamento de insônia e as informações recebidas por essas mulheres. Existem tratamentos disponíveis para ajudar as mulheres a dormir melhor!"

Ela disse que problemas de sono associados à menopausa podem ser desafiadores porque, apesar de uma parte deles ser física e tratada com hormônios e outros tratamentos farmacológicos para ondas de calor, muitas questões saem do escopo da medicina, como necessidades da criação de filhos e de cuidados com pais idosos, algo que a Dra. Bertisch chama de "uma grande mistura de demandas biológicas, sociais e ambientais, as quais, infelizmente, acontecem todas ao mesmo tempo". Os motivos para o sono ruim, assim como para a baixa libido, podem ser uma mistura de questões físicas, emocionais, mentais e situacionais. "No entanto, apesar dessas limitações, temos ferramentas cientificamente comprovadas para ajudar as mulheres a dormir melhor."

"Quando uma mulher que está na menopausa ou na perimenopausa vai à clínica e avaliamos seus problemas para dormir, precisamos de uma avaliação completa", disse a Dra. Bertisch. "Mulheres passando pela menopausa têm mais risco de apneia do sono. De síndrome das pernas inquietas também, assim como outras condições que afetam o sono, como transtornos de humor. Essas coisas podem afetar a qualidade do sono ou causar sintomas de insônia."

Ela recomenda várias técnicas comportamentais e práticas para "resetar" o cérebro e prepará-lo para dormir, mas faz um alerta: muitas das estratégias práticas apresentadas na internet, com frequência chamadas de "higiene do sono", podem ser necessárias para melhorar a qualidade do sono, mas se mostraram ineficientes como único tratamento em pacientes com o transtorno da insônia. Por isso, apesar de não fazer mal algum experimentar essas recomendações, como evitar cafeína no fim do dia e manter a temperatura do quarto em 18 °C (quando possível) à noite, elas são apenas um ponto de partida para ajudar a melhorar a qualidade do sono de mulheres que apresentam problemas para dormir durante a transição da menopausa. No caso de pacientes com problemas persistentes, incluindo dificuldades para dormir associadas a ondas de calor, existem evidências que sustentam o uso de terapia cognitivo-comportamental para insônia (ou TCC-I). A TCC-I costuma ser confundida com uma terapia de fala, mas ela tem como foco as mudanças comportamentais e a terapia cognitiva voltada especificamente para o sono. Isso inclui uma mistura de estratégias, como a mudança de comportamentos a fim de reduzir o tempo que passamos acordadas na cama, o estabelecimento de rotinas de sono regulares, a redução de pensamentos que interferem no sono e a tentativa de técnicas de relaxamento. Na TCC-I, por exemplo, as pacientes aprendem a prestar atenção e a manipular seu "controle homeostático do sono" ou "fome de sono", o que significa que, quanto mais tempo passamos acordadas, mais famintas ficamos. "É o que acontece quando passamos muito da nossa hora de dormir habitual; ficamos sonolentas, e costuma ser mais fácil adormecer." Sim, ela está falando sobre ficarmos acordadas até mais tarde. Ela também explica que pessoas com insônia que não conseguem dormir após se deitarem na cama precisam se levantar e esperar até sentirem vontade de dormir de novo, para que o cérebro não associe a cama à falta de sono.

Mas é claro que também existem os remédios.

Parece que todo mundo que conheço toma algum medicamento para dormir. A classe mais comum são os benzodiazepínicos, como o Rivotril (clonazepam). Ele tem um efeito sedativo; apesar de poder causar dependência e tolerância com o uso prolongado, além de aumentar o risco de declínio cognitivo, muitos dos meus conhecidos tomam esse medicamento. Outra categoria são os medicamentos que agem no mesmo receptor que os benzodiazepínicos, como o Stilnox (zolpidem), que tem meia-vida menor, mas também é tarja preta. Às vezes, principalmente se misturados com álcool (que atua no mesmo receptor), esses remédios podem fazer as pessoas apresentarem comportamentos estranhos.

Eu mesma já passei por isso. Uma vez fui a um desfile de moda em Milão e sabia que tinha que dormir bem, mas estava inquieta com a diferença de fuso horário. Então tomei um zolpidem na primeira noite no hotel, só para garantir oito horas de sono e uma aparência descansada no evento. No dia seguinte, quando acordei, descobri que tinha comido absolutamente tudo do frigobar. Eu não me lembrava de nada, mas as provas eram incontestáveis. Havia embalagens espalhadas por todo canto. E, quando olhei no celular, encontrei várias fotos minhas devorando tudo. Pelo visto, minha versão sob efeito de zolpidem estava achando aquilo hilário. Nem preciso dizer que nunca mais tomei esse remédio. Esse *definitivamente* não era para mim.

Por fim, existem os "antidepressivos sedativos", como a trazodona. E também, é claro, existem pessoas em quem o magnésio, a melatonina ou canabinoides cumprem a mesma função. Tento evitar tomar remédios para dormir sempre que possível, mas faço uso deles em curto prazo nas situações emergenciais. Primeiro, tentaria melatonina ou medicamentos com difenidramina. E, se eu precisasse de algo mais forte, evitaria tomar mais de um comprimido por mês. O uso de soníferos pode ser um caminho perigoso.

A Dra. Bertisch disse: "Na verdade, a melatonina ajuda bastante com o jet lag. Quando viajar para uma região com outro fuso horário, pode tomá-la na hora em que desejaria dormir no seu destino."

Um aviso: nos Estados Unidos a melatonina entra na categoria de suplementos alimentares não regulados, por isso a dose pode variar dependendo da marca. Porém, a maioria dos médicos com quem conversei concorda que, entre todos os suplementos oferecidos no mercado, a melatonina provavelmente é um dos mais seguros.

"Alguns desses remédios, como benzodiazepinas, Stilnox e Prysma (eszopiclona), foram testados em mulheres na menopausa e podem melhorar o sono", me disse a Dra. Bertisch. "O suvorexanto,* que é uma classe mais nova de medicamento, gera impactos modestos no sono de mulheres com insônia associada a ondas de calor."

---

* O medicamento Belsomra (suvorexanto) ainda não é vendido no Brasil. [*N. da E.*]

Assim como acontece com qualquer remédio, é claro, há efeitos colaterais. Soníferos podem causar declínio cognitivo ou dependência. Mas é bom ter em mente que dormir pouco também é um fator de risco. Assim como acontece com a terapia de reposição hormonal, talvez você precise experimentar muitas alternativas antes de encontrar a ideal para o seu caso. "O problema é que muitos médicos não são bem-informados sobre menopausa ou sono, e eles é quem deveriam trazer respostas", disse a Dra. Bertisch. "A maneira como escolhemos medicamentos depende da paciente. Há outras queixas? Quais são suas preferências? Ela quer tomar remédio ou prefere outra abordagem? É possível fazer fazer tratamentos combinados? Pode ser difícil entender o que sugerir."

Ainda assim, existem algumas sugestões que quase não oferecem riscos e que são recomendadas por praticamente todos os médicos especializados em sono:

1. Estabeleça uma rotina

"Algumas pessoas precisam dormir mais que outras, porém o corpo gosta de ritmos naturais e padrões de sono", disse a Dra. Bertisch. "Então, acorde e vá para a cama no mesmo horário, todos os dias. Nosso ritmo para as próximas 24 horas é estabelecido quando abrimos os olhos pela manhã e captamos a luz natural."

2. Desacelere

Comece o processo de sono horas antes de ir para a cama. Muitos especialistas sugerem fazer um intervalo de mais de uma ou duas horas entre o horário de dormir e a última refeição, o consumo de bebida alcoólica ou a exposição a telas. Muita gente gosta de ficar mexendo no celular antes de se deitar, mas todos os médicos especializados em sono parecem achar que isso não é uma boa ideia.

A Dra. Bertisch me explicou que, se você fizer uma refeição pesada no fim do dia e tiver tendência a queimações no estômago, seu sono provavelmente será atrapalhado devido a desconforto ou gases.

3. Exercite-se

Todo mundo sabe disso, mas é cientificamente comprovado: se você fizer mais atividades físicas durante o dia, é bem provável que durma melhor à noite.

4. Não beba

Às vezes, gosto de jantar bebendo um vinho, então não é algo que fique satisfeita em escutar, mas é difícil contestar as pesquisas. O álcool pode até nos ajudar a cair no sono, porém nos faz acordar mais durante a noite. Enquanto permanece no corpo, ele tem ação calmante, tornando o sono pesado. Entretanto, conforme seu efeito passa, sofremos um "efeito rebote". Isso significa que pode nos levar a acordar ou ter pesadelos.

Sei que beber interfere no meu sono e até na minha memória, e por isso evito bebidas alcoólicas durante gravações. Porém, no intervalo entre filmagens ou em fins de semana, às vezes me permito uma escapadinha: "Vou tomar uma taça de vinho a mais com meus amigos", porque é algo que me faz sentir bem naquele momento.

A Dra. Mary Claire Haver confirma o que já observei: "Se você ingerir álcool, pode estar optando por não dormir. Isso acontece comigo e com a maioria das minhas pacientes. O sono já é naturalmente abalado na menopausa. Mesmo com a reposição hormonal, ele nunca mais será o mesmo."

Eu sei que, se beber mais de uma taça de vinho, especialmente tarde da noite, estou tomando uma decisão consciente de sacrificar meu sono, e sei que vou acordar às três da manhã.

"Ao não dormir bem, sua memória também é afetada", diz a Dra. Haver. "E, quando se trata dos indícios menopáusicos que afetam o cérebro, como confusão mental e ansiedade, o álcool parece intensificá-los. Além disso, ele pode piorar as ondas de calor, e esse ponto somado à regulação de temperatura provavelmente compõe os sintomas que mais afetam o sono das mulheres. Porém, até aquelas que não sentem ondas de calor podem ter o sono afetado. A ansiedade, os pensamentos agitados e os sintomas da saúde mental à noite podem causar uma dificuldade em cair no sono. Além disso, mulheres acordam de madrugada por causa da bexiga. Caso você sofra de incontinência urinária ou tenha uma bexiga hiperativa e não procure tratamento, precisará acordar para fazer xixi, e talvez seja difícil dormir depois."

O álcool também piora a apneia do sono e pode ter como resultado o aumento do ronco. Caso o sono seja um problema, talvez esteja na hora de considerar dar um tempo na bebida, ou pelo menos tentar encerrar o consumo duas horas antes de ir para a cama.

Conclusão: se você não consegue dormir, está longe de ser a única, e talvez seja interessante entender quais fatores contribuem para essa dificuldade, buscar o tratamento correto ou fazer mudanças no seu estilo de vida. Sei que não é fácil, ainda mais quando a falta de sono acaba com a sua paciência! Mas médicos especializados em menopausa podem ajudá-la a encontrar uma solução.

O que deviam nos contar para ter um sono melhor

- Você pode usar um Oura Ring ou um smartwatch para monitorar seu sono.
- Há muitos medicamentos que auxiliam o sono, cada um com seus benefícios e efeitos adversos. A melatonina é recomendada para combater o jet lag.
- A higiene do sono inclui não usar telas, além de fazer a última refeição do dia e parar de beber álcool pelo menos duas horas antes de ir para a cama.
- Atividades físicas ajudarão a melhorar a qualidade do sono.
- Estabeleça uma rotina que faça sentido para você.
- Permita a entrada da luz natural no quarto para ajudar seu corpo a entender quando está na hora de acordar.

CAPÍTULO ONZE

SEGREDOS DO CLOSET

"Minhas pacientes ficaram incomodadas quando decidi parar de pintar o cabelo", disse a Dra. Suzanne Gilberg-Lenz. "Estou falando sério. Elas perguntavam: 'Está tudo *bem*?' ou sugeriam 'Umas luzes ficariam ótimas em você'. E eu respondia: 'Tenho 53 anos. Sei que posso escolher não ter cabelos brancos. Mas essa é minha decisão. Entendo que pode parecer estranho para você.' Talvez algumas tenham ficado tão incomodadas porque, se tínhamos a mesma idade, me ver assim as fazia se sentir velhas."

Mesmo assim, muitas mulheres que não puderam frequentar os salões durante a pandemia de covid pararam de pintar os fios brancos e acabaram adorando o resultado. Pintar o cabelo exige muito tempo e dinheiro; quando você percebe que não é algo realmente necessário, fica mais difícil voltar atrás. Passei a pintá-lo duas vezes por ano, apenas. Ainda bem que meus fios brancos não aparecem muito no cabelo louro.

Vejo muitas mulheres da minha idade repensando como se apresentam para o mundo, em termos de cabelo, maquiagem ou roupas.

"A única forma de manter um estilo pessoal conforme vamos envelhecendo é aceitar que estamos mesmo envelhecendo e que os nossos corpos estão mudando", me contou a estilista Stacy London. "Estilo não é estático. Ele precisa evoluir, senão acabamos ficando presas à ideia de que a pessoa que fomos é nossa *única* versão. O estilo pessoal só é pessoal se tiver relação com quem você é hoje. Isso significa que as coisas vão e devem mudar!"

Por exemplo, talvez você precise de uma nova paleta de cores que combine melhor com as transformações em seu cabelo e sua pele.

"Não é só o corpo que muda; os gostos e as percepções também ficam diferentes", disse Stacy. "Um estilo que era essencial para seu visual pode se tornar desconfortável ou desinteressante para você. Não é uma questão de lamentar a perda da juventude, e sim de corresponder à idade, considerando as possibilidades que vêm com esse novo estilo. Tente encarar esse processo com interesse e curiosidade, e não com tristeza. O estilo pessoal deve girar em torno de felicidade e conforto em qualquer idade."

No meu caso, se eu usar um biquíni, não será de lacinho. Preciso que ele tenha cintura alta e cubra meu umbigo. E passei um bom tempo escondendo as coxas após um personal trainer com quem treinava chamá-las de "carnudas". Isso ficou na minha cabeça. (Ainda bem que não preciso ver meus cotovelos, porque assim posso usar as mangas que quiser; se você sentir necessidade de desviar o olhar, o problema é seu!)

Não há regras universais. Podemos usar o que quisermos, especialmente na meia-idade. Conheço uma mulher que considerou parar de usar *animal print* ao envelhecer, e outra que resolveu dar uma animada no visual e *começou* a usar *animal print*. Uma conhecida na casa dos cinquenta anos me disse: "Não acredito nessa história de que você precisa se vestir de acordo com sua idade, cortar o cabelo e tudo mais. A esta altura do campeonato, para quem estou me arrumando?"

Minha *stylist*, Jeanann Williams, diz que mulheres mais velhas preferem não mostrar a barriga quando chegam a uma certa idade, mas também diz que as partes que amamos em nossos corpos devem se tornar o foco, ainda que seja a barriga: "O que eu acho é o seguinte: se você tem tanquinho ou peitos incríveis, mostre-os enquanto pode!"

Amigas minhas reclamam dos corpos em transformação. "As redes sociais parecem saber que estou desesperada e ficam mandando anúncios de pilates na parede para me ajudar a perder a 'barriga da menopausa'", reclamou uma esses dias.

Colunas de conselhos de moda frequentemente falam sobre mulheres na menopausa lutando contra a "barriguinha" ou partes do corpo "mais avantajadas", assim como a tendência a ficar com calor. Vanessa Friedman, crítica do *The New York Times*, escreveu em sua coluna sobre moda na meia-idade. Ela disse que, além de usar camadas de roupas, faz sentido usar peças separadas e tecidos frescos "como algodão, linho e bambu". (Minha mãe usa fabulosos caftans de linho lisos ou com estampas incríveis há anos; acho tão alegres. Quando interpretei Babe Paley, usei alguns caftans de seda. Eu definitivamente estou pronta para a minha era de vestidões.)

Algumas das dicas de Friedmann são: "Uma sobreposição de suéter com gola redonda e camisa, um blazer estruturado, uma echarpe e calça jeans (de cintura alta ou baixa, depende de como você se sente confortável) ficam elegantes, e você consegue tirar e colocar peças conforme a necessidade. Se preferir não mostrar mais a parte superior dos braços, use uma blusa de manga comprida, justa, sob as camisas sem manga. Blazers bem cortados cobrem quaisquer inseguranças que você possa ter em relação à barriga. Por que você acha que os homens usam paletós há tanto tempo?"

Friedman também aponta que é bom encontrar uma costureira com preços acessíveis para ajustar suas roupas, e que devemos ignorar tamanhos e apenas provar muitas peças. Os tamanhos variam muito de uma marca para a outra (você pode ser 42 em uma e 46 na outra), por isso acabam sendo insignificantes.

Por fim, ela diz que o que mais chama atenção são peças com cores fortes e brilhantes; então, para afastar olhares da barriga, se essa for a fonte de seu incômodo, tente uma blusa bordada, uma echarpe colorida ou acessórios chamativos.

Pelo menos a pressão para usar saltos parece ter ficado no passado. Acho que a pandemia fez muitas mulheres abandonarem os saltos, dificultando seu retorno. Há muitos sapatos elegantes sem salto. Adoro a moda de mulheres em eventos formais usando terninhos e tênis da moda.

A palavra-chave que sempre escuto quando falo sobre moda com mulheres na menopausa é "libertação".

"O que mudou na minha abordagem, creio eu, é que me interesso menos pelo que está na moda e por comprar um monte de coisas", me disse Stacy London. "Compro o que fica bem em mim, não o que está bombando nas passarelas. Adquiro poucas peças de ótima qualidade, que sei que vão fazer parte do meu guarda-roupa em várias estações, e não só em uma. Se compro uma peça única, faço questão de que combine com pelo menos duas ou três peças que já tenho no armário.

"Se ficar na dúvida, prefiro comprar conjuntos a peças separadas, pois sei que alguma combinação já vou ter, em vez de ficar tentando montar looks com elas depois. Sempre posso misturar as peças em casa, é claro.

Mas pense naquela peça única que você comprou e nunca conseguiu combinar com nada (talvez tenha até mais de uma!). Não saia comprando uma coisa só porque achou bonita. Procure peças que combinem com outras que já tem no armário. Assim, vai passar menos tempo se preocupando com o que usar.

"Por fim, tudo o que compro precisa se enquadrar em pelo menos um de dois critérios, de preferência em ambos. A roupa tem que agregar valor e me fazer feliz. Se ela não fizer nenhuma dessas coisas, eu a ignoro."

Stacy também ofereceu estas boas notícias: "Acredite ou não, acho que o mercado da moda está começando a prestar atenção em mulheres que passaram da meia-idade. Assim como a indústria *plus size*, precisamos nos livrar de muitos preconceitos culturais de etarismo e provar que existe um mercado para essas roupas. Há *muitas* mulheres com poder de compra que não querem se vestir como as filhas, mas que desejam se sentir relevantes, chiques e sensuais. Mesmo conforme envelhecemos e nossos corpos mudam, sentir-se bem não é um privilégio, mas um direito. Cada vez mais empresas (algumas antigas e outras novas!) estão prestando atenção a isso, e isso vai mudar tudo."

Para mim, a grande libertação foi perceber que, quando se trata da nossa aparência, é como dizem por aí: "Quem critica você não paga suas contas."

Também excluí a expressão "apropriado para a idade" do meu vocabulário. Apropriado para o quê? De acordo com quem? Vejam só Vivienne Westwood! Ela foi inovadora com tecidos e silhuetas até o fim, e nós a amávamos por isso. Ela estava fazendo algo errado porque focava a alegria de se vestir? Claro que não! Afinal, não deveríamos nos divertir com nossas roupas?

O que deviam nos contar sobre a moda conforme envelhecemos

- Cabelos brancos podem ser muito modernos!
- Não existem "áreas problemáticas". Seu corpo é só seu. Destaque as partes das quais mais gosta nele! Use truques para esconder as que não gosta.
- Não existem regras sobre como devemos nos vestir. Roupas deveriam promover alegria e expressão pessoal, não ser "apropriadas para a idade".
- Tamanhos variam muito de uma marca para a outra. Encontrar uma boa costureira pode ser bastante útil.

A lista de compras de Stacy London

- Calças jeans com modelagens diferentes: pantalona, bootcut, flare, skinny, cintura alta, cintura baixa. Todas funcionam com alguma coisa.
- Calças ou leggings de couro (ou couro vegano). (Um alerta sobre o segundo: nem todos são de boa qualidade. Caso não queira usar couro, certifique-se de comprar um tecido que não derreta no banco quente de um carro.)
- Blusas de gola redonda com um bom caimento.
- Uma blusa de gola alta, um cardigan e um suéter de gola V oversized (especialmente de casimira).
- Uma blusa branca de botão de seda ou algodão.
- Um terninho bem-ajustado, de preferência de três peças, com opção de colete ou saia para garantir maior versatilidade.
- Um bom casaco (adoro os que são mais chamativos).

CAPÍTULO DOZE

MENOCHEFE

Sempre fui muito resiliente; sempre consegui domar meus medos. Eu e minhas amigas costumamos dizer que coisas boas acontecem quando apostamos em nós mesmas. Às vezes, olho para algumas escolhas que fiz ainda no começo da carreira e penso: *Nossa, eu fui tão corajosa!* Mesmo assim, nem tudo fazia sentido no momento em que acontecia. Todas as mulheres que conheço percorreram caminhos longos e tortuosos entre o ponto de partida e o de chegada. Aqui vai o meu:

Após desistir dos sonhos adolescentes de ser atriz, comecei minha carreira na moda aos 19 anos, trabalhando com minha mãe figurinista como assistente de figurino para o cinema e a televisão. Então consegui um emprego na área de styling de uma loja de departamentos chamada Grace Bros., onde tentava fazer peças sem graça parecerem bonitas. Isso significava perguntar: Qual foi o conceito? Onde você a fotografaria? Quem contrataria para tirar as fotos? Quem seriam as modelos, quem seria o fotógrafo?

Esse emprego me deu a oportunidade de trabalhar para uma revista chamada *Follow Me*, que seguia o mesmo estilo da *Vogue* e da *Harper's Bazaar*. Eu trabalhava como assistente do editor de moda. Após mais ou menos um ano, me ofereceram a vaga de editora de moda de uma revista chamada *Hero*.

Estava trabalhando lá quando um amigo me ligou e disse:

— Você poderia participar de uma oficina de teatro neste fim de semana? Seria só como um favor para mim.

— Não — respondi. — Eu não atuo mais.

Então ele implorou:

— Nós quase não temos mulheres. O grupo está desequilibrado, e é só um fim de semana! Por favor!

Na época, meu namorado estava viajando. Depois de um tempo, acabei pensando: *Beleza, tudo bem. Eu vou.* E, quando o fim de semana acabou, tanto o professor quanto todos os outros atores disseram: "Você está vivendo uma mentira. Esse é seu sonho, é tão óbvio! Você é talentosa. Precisa tentar de novo."

Foi um fim de semana importante. Eu pensei: *Será que eles têm razão? Foi divertido mesmo.* Então, na segunda-feira de manhã fui falar com meu chefe e anunciei:

— Estou pedindo demissão porque quero ser atriz.

E ele respondeu:

— Você pode ser atriz nos fins de semana. Mas não peça demissão. Não seja ridícula. Você está no início da carreira, tem um emprego incrível e um salário ótimo. Você vai longe. Não jogue tudo fora.

— Não, sinto muito — insisti. — Estou falando sério. Posso ficar mais um mês e treinar outra pessoa, mas é isso que eu quero fazer.

Ele ficou me olhando como se eu fosse maluca. Então, algumas semanas depois fiz um teste para o filme *Flertando: Aprendendo a viver*, e consegui o papel. E foi assim. Comecei a trabalhar como atriz. Mas me pergunto onde estaria hoje em dia se não tivesse dito "sim" para o meu amigo. A lição que aprendi foi a seguinte: é melhor estar nos primeiros degraus de uma escada que você quer subir do que no meio de uma que não quer.

A mudança para os Estados Unidos também foi uma decisão ousada. Eu tinha 2 mil dólares no banco e o contato de uma amiga da minha mãe. E conhecia Nicole Kidman, apesar de não sermos próximas. Tínhamos trabalhado juntas em *Flertando* e nos esbarrávamos na Austrália. Depois da minha mudança, ficamos bem mais amigas. E, com o tempo, fui conhecendo outras pessoas e construindo uma comunidade.

A questão é a seguinte: fui corajosa na época. Então posso ser corajosa de novo agora. Nós nos arriscávamos quando éramos jovens, mesmo sabendo bem menos do que sabemos hoje. A meia-idade é um bom momento para voltarmos a apostar em nós mesmas.

Ultimamente vejo conhecidas minhas refletindo sobre a carreira, questionando o significado de tudo e o que virá a seguir.

Quando converso com mulheres sobre como é trabalhar estando na menopausa, escuto todo tipo de resposta. Algumas estão no auge da carreira. Depois de tanto tempo no mercado, sabem o próprio valor e poder, e ainda são jovens o suficiente para ter a energia de seguir com tudo.

"Na meia-idade, homens compram motos ou carros esportivos e mulheres fazem doutorados", disse minha amiga Mariella Frostrup quando pedi sua opinião. "Muitos parecem diminuir um pouco o ritmo nessa idade, começam a pensar na aposentadoria e em jogar golfe. E as mulheres ficam bem mais motivadas, ambiciosas e focadas conforme a oxitocina diminui. Perdemos aquele amor por bebês, nossos filhos saem de casa. E essa é uma oportunidade. Conforme eles diminuem o ritmo e vão para o campo de golfe, nós estamos aqui, prontas para assumir o comando!"

Tenho várias amigas que se sentiram muito livres após os filhos saírem de casa. De repente, elas tinham bem mais energia para se concentrar no trabalho e chegar ao auge da carreira depois de eles irem para a faculdade e seguirem sua vida. É um fenômeno real, e devíamos falar mais sobre isso em vez de apenas focar como sentimos falta de nossos bebês quando eles vão embora (embora isso também seja verdade!).

Recentemente, minha amiga Sophie disse: "A mãe em nós nunca vai parar de se preocupar com os filhos nem de amá-los, mas os anos de 'culpa materna' associada à fase infantil deles finalmente passam. A melhor mãe de meia-idade agora certamente é aquela que tenta se desapegar — que confia nos filhos, após seu trabalho ter sido feito. Ela é merecedora de se sentir confiante para dar conselhos sobre o futuro, de preferência com senso de humor."

Ela me enviou uma citação de Kahlil Gibran:

Seus filhos não são seus filhos
Eles são frutos da vida que anseia por si mesma
Eles vieram por você, mas não de você
E, apesar de estarem com você, não lhe pertencem

Nessa fase da vida, Mariella Frostrup passou os últimos dez anos lutando por maior reconhecimento, apoio e orientações para a menopausa, apresentando um documentário da BBC sobre o tema, foi coautora de um livro chamado *Cracking the Menopause* [Desvendando a menopausa, em tradução livre] e liderando o grupo ativista Menopause Mandate [Delegação da menopausa]. É o trabalho de ativistas como Mariella que ajuda a impulsionar diálogos sobre todos os aspectos dessa transição, especialmente em relação ao ambiente de trabalho. Eu a conheço há vinte anos e somos muito próximas. Nós nos tornamos companheiras na luta para mudanças para as mulheres.

Muitas mulheres que conheço tinham uma carreira em ascensão até se tornarem mães, quando passaram a ter dificuldade em manter tudo equilibrado.

"O engraçado é que ter tudo acaba sendo cansativo", me disse Mariella, "quando vemos o impacto econômico da maternidade sobre as mulheres. Em cerca de 12 anos após ter o primeiro filho, é provável que você esteja ganhando 33% menos do que um homem na sua faixa etária que estava no mesmo nível profissional que o seu ao engravidar. Quando chegar à aposentadoria, estará ganhando entre 15% e 40% menos que esse mesmo homem."

Muitas mulheres também saem do mercado de trabalho para cuidar dos filhos ou de pais idosos. Isso pode nos colocar em uma situação bem complicada quando voltamos a trabalhar, especialmente se temos sintomas fortes da menopausa. Cercadas por jovens com a carreira em ascensão, podemos lidar com algumas questões de confiança.

"Caso decida parar de ter um trabalho remunerado por três anos para fazer algo na esfera doméstica, suas habilidades serão afetadas", disse Mariella. "Isso vai causar impacto em tudo o que você tem a oferecer. As coisas mudam muito rápido. Mas acredito que, para as mulheres que estão voltando ao mercado de trabalho, especialmente na meia-idade, há um entendimento cada vez maior de que elas oferecem habilidades que não tinham antes.

"Se você comparar aquilo que um funcionário de 25 ou até de 30 anos tem a oferecer em termos de experiência e postura no mundo profissional, há uma percepção cada vez maior, creio eu, de que precisamos de uma dualidade Yin e Yang. Precisamos de pessoas mais velhas com experiência e de jovens ávidos por aprender e absorver essa experiência. A sociedade só vai mudar se continuarmos falando sem parar sobre essas questões. Não vai acontecer da noite para o dia e muito menos sem as mulheres."

Trabalhar com pessoas que compartilham os mesmos valores facilita tudo. Acredito que o cinema, no fim das contas, é um instrumento do diretor, então sempre me esforcei para encontrar profissionais em quem confio e me colocar ao dispor de sua competência. Obviamente, é uma experiência colaborativa, mas o cineasta é o principal contador da história. Atores precisam se entregar ao ponto de vista dele tanto quanto possível. Nem sempre podemos nos dar a esse luxo quando os diretores de sucesso param de nos procurar — como foi minha experiência por anos. Talvez seja por isso que tive que filmar algumas bombas pelo caminho. Mais do que algumas, na verdade!

A verdade é que é extremamente difícil e raro fazer um filme ou uma série de televisão darem certo em todos os sentidos. A grande maioria é um fracasso. E, quando você está trabalhando nesse mercado há tanto tempo quanto eu, tem plena noção de que existem altos e baixos. Você é a queridinha do momento, e então não é mais. O ciclo é esse. Somos como cigarras, passando a maior parte dos anos escondidas no subsolo, saindo para nos exibir só de vez em quando. Não adianta de nada ficar amargurada e incomodada com isso. É preciso seguir em frente. Então gosto de procurar diretores talentosos e personagens fortes. Quem são elas? O que estão fazendo? Por quais transformações emocionais passam? O que podem me ensinar? Como me ajudarão a crescer?

Quando comecei a trabalhar como atriz, me alertaram para evitar interpretar mães, e com certeza não as interpretar com frequência, porque isso afetaria minhas chances de voltar a interpretar uma mulher mais nova. Mas isso nunca me impediu. Minha abordagem era: "Quero trabalhar. Quero contar histórias. Adoro receber oportunidades."

Então, em 2001, veio o filme de David Lynch *Cidade dos sonhos*, que considero um ponto de virada na minha carreira. Sempre falo sobre minha carreira de atriz em duas fases, o antes e o depois desse filme. Bem, não havia exatamente uma carreira antes. Eu fazia pontas, e estava tudo bem. Se fosse capaz de continuar seguindo em frente, arrumando pelo menos um trabalho por ano para pagar o aluguel, já ficaria feliz. E ficaria mesmo.

Mas *Cidade dos sonhos* mudou tudo para mim. Eu nunca tinha me considerado uma *femme fatale*. Porém, David Lynch me viu como sua versão disso — ou talvez mais como uma garota comum prestes a ter um colapso nervoso e que teve um despertar sexual. Depois disso, segui para *O chamado*, no qual interpretei a mãe de um garoto de 10 anos; e então, com quarenta e tantos, acabei na série *Gypsy*. Foi onde conheci Billy e interpretei uma terapeuta sexualmente curiosa. Você nunca sabe onde vai parar se continuar seguindo seus instintos e se arriscando. Falar sobre a minha experiência com a menopausa foi outro grande risco para a minha carreira. Mas sinto que deu certo. Ser a primeira a dizer o que alguém está pensando antes que a pessoa verbalize esse pensamento permitiu que eu transformasse minha vulnerabilidade em força. E recebi papéis incríveis desde que comecei a falar sobre esse assunto, incluindo em *Feud*, *The Friend* e *All's Fair*.

É óbvio que já interpretei muitas personagens mais velhas do que eu, como costuma acontecer com mulheres. Na série *Divergente*, fiz a mãe de Theo James. Durante as gravações, ele fez aniversário. Eu não sabia que tínhamos idades próximas até ver as trinta velas no bolo. Eita. Se fiz as contas corretamente, sou apenas 16 anos mais velha do que ele. Mais tarde, ele falaria em uma entrevista: "Foi interessante, porque ela interpreta minha mãe, mas é gata. Eu só tive que superar isso." (E, sim, fiquei toda vermelha quando li a entrevista.) Então esse seria outro motivo para evitar a seleção de mulheres para interpretar papéis com idade bem mais avançada que a delas: não ter uma química "interessante" entre mãe e filho. (Mas valeu pelo elogio, Theo!)

Sei que a história da minha carreira é o relato de um emprego esquisito que poucas pessoas têm, mas há versões dessas reviravoltas, creio eu, em todos os mercados. E acredito que, independentemente do nosso trabalho, os mesmos princípios se aplicam: confie nos seus instintos e se arrisque.

Aproximadamente 75% das mulheres com idade entre 45 e 55 anos têm um trabalho formal. É uma quantidade enorme de pessoas lidando com o envelhecimento do corpo e a complexidade da vida na meia-idade no mercado de trabalho. Como podemos apoiar a nós mesmas, correr os riscos que precisamos e mostrar ao mundo do que somos capazes? É interessante para nós e para nossos empregadores que o ambiente profissional seja amigável para pessoas na menopausa; por sorte, horários flexíveis, trabalho remoto e licença-maternidade compartilhada são cada vez mais comuns. Apesar de o Reino Unido ter passado muito tempo na dianteira dessas mudanças, parece que os Estados Unidos finalmente estão acompanhando o ritmo.

Uma das histórias mais memoráveis que já ouvi sobre uma mulher na menopausa no mercado de trabalho foi a da jornalista Tamsen Fadal. Havia trinta anos que ela apresentava o jornal local. Em uma noite de sexta-feira, cerca de três minutos antes do fim de um intervalo comercial, seu coração disparou. Ela já tinha passado por um episódio de confusão mental, mas achava ser por causa do estresse. Porém, dessa vez, Tamsem ficou em pânico, pensou que fosse vomitar. Disse para os homens no estúdio:

— Se eu cair, alguém me segura.

"O apresentador do segmento de esportes olhou para mim e disse: 'Acho que você devia sair do estúdio.' Eu nunca tinha abandonado um programa ao vivo em trinta anos de televisão. Ele me ajudou a levantar. Fui ao banheiro. Deitei no chão e meu corpo desligou por completo." O outro âncora terminou o jornal sozinho.

Fazia muito tempo que ela não dormia direito, mas isso nunca tinha sido um problema. Mas algo havia mudado. E, depois daquela noite no estúdio, ela foi tomada por insegurança: *Quando vai acontecer de novo?*

Esse medo nunca passava. "Foi aí que comecei a focar a minha saúde. Marquei uma consulta com meu médico. Fiz uma bateria de exames, e então ele colocou uma observação no meu perfil no site do consultório, dizendo: 'Está na menopausa. Alguma dúvida?' E deixou por isso mesmo."

É claro que ela tinha dúvidas que por anos ficaram sem resposta. O médico disse: "Devem existir algumas soluções, mas a maioria das mulheres simplesmente vive com isso. Vai passar em alguns anos."

É só sofrer por uns aninhos e correr o risco de paralisar ao vivo.

Por fim, ela encontrou um novo médico, que explicou: "As ondas de calor são sinal disso. A confusão mental é sinal daquilo. Você precisa cuidar dessas situações não só pelo seu conforto, não só para não sofrer, mas para a sua saúde a longo prazo".

Após começar a terapia hormonal, Tamsen passou a se sentir ela mesma de novo e perdeu o medo de ter uma crise no trabalho. Porém, a experiência a lançou em uma jornada, e ela percebeu que havia chegado a um momento decisivo; havia muito mais que ela ainda queria fazer na vida.

Tamsen me inspira. O medo do fracasso é tóxico, mas muitas mulheres o carregam. Contudo, ela não permitiu que o medo a impedisse de experimentar coisas novas. Desde então, saiu do trabalho (no qual ficou por 15 anos) e começou a escrever livros e a produzir documentários, além de conversar com outras mulheres sobre a menopausa. E faz tudo isso do jeito dela.

Bobbi Brown, que abriu uma empresa aos 60 anos de idade, me disse: "Na minha opinião, tudo é possível. Não sinto medo, porque, se algo não der certo, não encaro como um fracasso. Eu digo *Beleza, isso não funcionou. Vamos tentar outra coisa*. E percebi que, em vez de ficar frustrada com os passos em falso, posso apenas parar e pensar: "Tudo bem, o que poderia ter feito de diferente?"

De acordo com a Dra. Carol Travis, psicóloga social, a melhor maneira de lidar com o trabalho nessa fase da vida é: "Em primeiro lugar, livre-se da lista de obrigações, ou daquilo que o criador da terapia racional emotiva comportamental Albert Ellis chamou de 'masturbação de deveres'. *Tenho que fazer isso e aquilo. E aquela outra coisa.*"

A pressão que as mulheres sofrem para dar conta de tudo pode ser avassaladora, e a menopausa traz uma nova camada de estresse. Muitas mulheres que pararam de trabalhar por um tempo para criar os filhos talvez pensem ser uma cruel ironia que tenham que passar pela menopausa justamente quando desejam voltar ao mercado de trabalho, precisando lidar com sintomas quando deveriam se mostrar mais confiantes.

Acho que devemos fazer de tudo para aumentar a confiança. A essa altura da vida, já passamos por muitos fracassos. Então sabemos nos recuperar, mesmo tendo noção da dificuldade. Relembrar como demos a volta por cima no passado pode ajudar.

Eu me sinto mais disposta do que nunca a correr riscos. Escrever este livro, por exemplo, parece uma exposição enorme! Odeio falar em público e, agora, aqui estou, comprometendo-me com uma turnê de divulgação. (Por sorte, fiquei sabendo que um betabloqueador pode me ajudar nos momentos de nervosismo.)

Sempre que me vejo sofrendo do fenômeno da impostora — e ainda sofro com isso, não só quando tenho certeza de que não tenho conhecimento suficiente sobre determinada área, mas até na minha carreira, apesar de já atuar no mercado há anos —, lembro-me de quando quase o deixei me vencer.

Em uma época da minha carreira, fiquei muito tempo sem conseguir trabalhos. Eu havia participado de alguns projetos e achava que tinha um bom portfólio. Mas não recebia novas ofertas. Finalmente, procurei minha agente e perguntei:

— Por que não consigo mais nada?

— Você quer mesmo saber? — perguntou ela. — Quer a resposta sincera?

Respondi que sim.

— Você é muito intensa. Seu nervosismo causa desconforto nas pessoas. Elas captam essa energia, e aí você deixa de ser engraçada, sexy e dinâmica. Você quer demais as coisas. Fica parecendo desespero.

É mesmo? Mas eu estou *desesperada!*

Voltei para casa, um apartamento cujo aluguel estava atrasado havia dois meses. Minha mãe estava passando um tempo comigo na época. Ao contar o ocorrido, me debulhei em lágrimas em seu colo.

— Isso não é verdade — disse ela. — Seja lá o que estiver mostrando, você não é isso que estão vendo. Você é suficiente. É claro que está nervosa! São cinco anos de rejeição atrás de rejeição! E está tentando se moldar ao que acha que os outros querem. Só tenha em mente quem você é e, com o tempo, essa será a versão certa da pessoa que estão buscando.

Esse foi um momento decisivo. Precisei parar de me diluir e de tentar me transformar naquilo que achava que os outros queriam.

Penso nessa conversa quando me sinto insegura. Lembro-me de tudo que fiz, de quem sou e do motivo para estar ali. Eu me lembro de que é importante me desafiar a fazer coisas que possam ajudar os outros, mesmo que elas me encham de ansiedade. E descobri que, quando sigo meus valores, nunca me arrependo de me jogar.

Reconhecer as próprias vulnerabilidades sempre gera resultados poderosos. Nossas experiências são significativas e valiosas para o ambiente de trabalho. Muitos dos principais especialistas em meia-idade afirmam que, nessa fase da vida, é essencial encontrar o que amamos fazer, nos dedicar a isso e então compartilhar os resultados. Portanto, em momentos de dificuldade lembro a mim mesma e às minhas amigas do que minha mãe disse: *Você é suficiente. Você é única.*

Demorei muito tempo para conseguir acreditar nisso tudo, mas hoje confio — mesmo que ainda precise de um lembrete de vez em quando.

O que deviam nos contar sobre o trabalho na meia-idade

- Três quartos das mulheres passando pela menopausa estão no mercado de trabalho. Isso faz com que muitas empresas estejam se adaptando para trabalhar com pessoas nessa fase da vida.
- Algumas mudanças positivas estão acontecendo no ambiente de trabalho, incluindo horários flexíveis, trabalho remoto e licença-maternidade compartilhada.
- Precisamos abandonar a "masturbação de deveres". A vida é muito curta para ficar nos preocupando com as prioridades dos outros.
- Este é um bom momento para correr riscos e apostar nas próprias habilidades. Encontre um mantra que a ajude a ser mais confiante.

CAPÍTULO TREZE

REPENSANDO A NUTRIÇÃO

Quando tinha uns 18 anos, trabalhei como modelo em Tóquio. Depois de uns três meses no país, as oportunidades começaram a diminuir. Fui conversar com minha agente:

— Não entendo por que não estou mais conseguindo trabalhos.

— Bem, você engordou muito — respondeu ela.

— Como assim? — perguntei.

Eu nunca tinha prestado muita atenção no meu peso, além do fato irritante de meus seios serem muito pequenos. Na época, a moda era usar leggings e blusas largas, então não era como se eu estivesse tendo dificuldade para fechar minhas calças jeans. Não tinha a menor percepção de que meu corpo havia mudado. Era a primeira vez que passava um tempo longe de casa. Minha dieta consistia em pizza e muitas porcarias.

Resumindo, minha agente disse: "Acho que o seu tempo aqui acabou."

Quando a melhor amiga da minha mãe me viu novamente, perguntou:

— Oi? É você mesmo, Naomi?

Ela não me reconheceu. Subi na balança e vi que tinha engordado quase dez quilos em três meses.

Na casa em que eu ficava em Tóquio me chamavam de Yo-Yo, porque as crianças da família não conseguiam falar "Naomi". Com os números aumentando e diminuindo na balança, o apelido ganhou um novo significado para mim. Depois disso, meu peso passou a ser um assunto delicado, e fiquei um pouco obcecada por dietas da moda durante meus vinte e poucos anos. Quando comecei a atuar, fiquei com medo de perder trabalhos pelo mesmo motivo. Desde então, me mantive relativamente magra, seguindo uma alimentação saudável e me exercitando algumas vezes por semana. Confesso que foi um desafio não me jogar em dietas em certos momentos. Até precisei falar sobre isso na terapia. Hoje em dia tenho uma relação mais saudável com a minha alimentação e tomo bastante cuidado para mantê-la.

Toda vez que experimentava dietas rígidas com muitas restrições, acabava me rebelando, fazendo com que o fracasso fosse inevitável. Às vezes, até faço dietas detox de três dias. Mas preciso poder comer saladas e sopas, no mínimo. Para mim, é melhor permanecer na zona da moderação em relação a tudo. Não vou deixar de consumir uma besteira, como batata frita, por exemplo, e, na Páscoa, faço um estoque de ovos de chocolate, porque como vários deles.

Quando se trata de alimentação, não gosto de dizer para os outros "É isso que funciona!", porque cada pessoa é diferente, então não vou lhe dizer o que comer nem quando, mas posso contar o que dá certo para mim. Tento sempre policiar para não ser muito rígida. E busquei junto a médicos as orientações que eles dão às suas pacientes sobre a alimentação durante menopausa. Nessa fase da vida, seguir a dieta da adolescência não costuma dar os mesmos resultados que antes!

Um desses médicos foi a minha amiga Dra. Mary Claire Haver. Ela é ginecologista no Texas e tem uma especialização em medicina culinária. Seu primeiro livro, *The Galveston Diet* [A dieta Galveston], fala sobre como podemos nos tornar mais fortes e saudáveis, e não necessariamente mais magras. Ela diz às mulheres que, para amenizar sintomas associados com oscilações de estrogênio, devemos comer mais brócolis, abacate, folhas verdes, peixe, linhaça e semente de abóbora.

Ela também afirma que devemos pensar na nutrição como um todo, e não apenas contar calorias. Muitas mulheres precisam consumir mais proteína. "Hoje, o Departamento de Saúde dos Estados Unidos recomenda que mulheres consumam cerca de 0,8 gramas de proteína por quilo de massa corporal. Porém, dados mais recentes da Women's Health Initiative observaram que mulheres na menopausa que consomem o dobro dessa quantidade, cerca de 1,6 gramas de proteína por quilo de massa corporal, apresentam bem menos pontos de fragilidade do que aquelas que ingerem a quantidade recomendada."

Muitas mulheres que conheço e que fazem dieta veem a palavra "carboidrato" e entram em pânico, mas carbodratos não se resumem a massas e pão, frequentemente portadores de calorias vazias. Há muitos alimentos saudáveis que têm carboidratos, mas também muitas fibras, antioxidantes e vitaminas, como quinoa, aveia, mirtilo, maçã e batata-doce.

O ganho de peso na menopausa de fato acontece, e há vários fatores para isso. Para começo de conversa, costumamos ter mais gordura visceral — isto é, gordura na região da barriga — devido a uma interação complicada de hormônios. O aumento de gordura também pode estar conectado à inflamação no corpo, e é por isso que ouvimos falar tanto de "dietas anti-inflamatórias", como a mediterrânea. O corpo se torna inflamado ao ser lesionado, e inflamações crônicas levam ao ganho de peso. Acredita-se que alimentos processados contribuam para esse cenário.

"Gordura subcutânea é aquela embaixo da pele. É o que nos dá seios, curvas e celulite", explicou a Dra. Haver. "Podemos não gostar dela no sentido cosmético, mas não é perigosa. A gordura visceral é aquela situada na cavidade intra-abdominal, onde ficam os órgãos internos. Durante a transição menopáusica, vemos uma grande mudança nos locais onde armazenamos gordura. Antes dela, temos cerca de 8% de gordura visceral. E, durante a transição e até depois da menopausa, esse valor sobe para 23%. Então, a cavidade triplica. A gordura visceral é biologicamente ativa e inflamatória. Quantidades elevadas aumentam o risco de hipertensão, diabetes e AVCs. Adoro explicar estratégias para diminuí-la para minhas pacientes e seguidoras. No geral, essas soluções tendem a minhas pacientes e seguidoras. No geral, essas soluções tendem a abordagens que a maioria de nós jamais cogitaria em estratégias nutricionais para nos manter saudáveis. Por exemplo, a média de ingestão de fibras para mulheres é de 10 gramas por dia. No entanto, mulheres que consomem entre 25 e 32 gramas por dia têm menos gordura visceral, menos risco de diabetes e um microbioma intestinal mais saudável.

"O movimento cetogênico tendia a descartar os carboidratos e rotulá-los como algo ruim. Muita gente evitava todos eles, apesar de alimentos como frutas, verduras, legumes, leguminosas, oleaginosas e sementes não apenas serem cheios de fibras, mas também de minerais, vitaminas e nutrientes. No entanto, mulheres que limitam o açúcar *adicionado* (de alimentos industrializados, processados e álcool) a 25 gramas por dia têm índices de gordura visceral menores."

Hoje em dia, parece que todo mundo fala das vantagens dos probióticos (as bactérias boas). Conheço muitas pessoas que os tomam diariamente, ou que não abrem mão da sua kombucha. Em todas as formas, probióticos são úteis para manter o equilíbrio das bactérias boas no sistema digestivo.

"Nos Estados Unidos, a maioria das pessoas, se consome probióticos alimentares, faz isso por meio de iogurtes. No entanto, a maioria dos iogurtes comercializados tem uma quantidade altíssima de açúcar adicionado, substâncias químicas e aromatizantes que podem anular o que há de saudável neles", explicou a Dra. Haver. "O iogurte grego integral é uma fonte melhor de probióticos e proteína. Gosto de comer com frutas vermelhas, sementes de chia e de cânhamo e linhaça em pó para aumentar a quantidade de nutrientes e elevar o sabor. Outras fontes ricas em probióticos são kimchi, kombucha, missô, conservas chinesas e queijos fermentados, como o feta. Caso seja intolerante a lactose ou não goste de alimentos ricos em probióticos, não se desespere; existem alguns estudos promissores que analisam o uso de suplementos por mulheres na menopausa. Mas minha recomendação é sempre tentar buscar nutrientes na comida primeiro."

Ouvi falar muito sobre jejum intermitente, por meio do qual você tenta passar certa quantidade de horas sem comer – por exemplo, toda a sua alimentação é feita em um intervalo de 8 a 10 horas (digamos, tomando café às 10 da manhã e jantando até as 18).

A Dra. Haver gosta da ideia: "Sou adepta do jejum intermitente há anos, pelos benefícios anti-inflamatórios. Com a idade, ajustei meu intervalo de alimentação a fim de ter mais tempo para seguir minha meta maior de proteínas, que é de 100 a 120 gramas por dia."

Até pouco tempo, os médicos avaliavam se estávamos no peso saudável usando o Índice de Massa Corporal, ou IMC, calculado dividindo quantos quilos você tem pela sua altura em metros ao quadrado. Um resultado "normal" nesse sistema está entre 18,5 e 24,9. (Eu mesma não uso balança. Acompanho meu peso observando se minhas calças jeans fecham.)

Em 2023, a American Medical Association decidiu parar de usar o IMC como principal método para avaliar peso e saúde. Hoje, muitos médicos recomendam que mulheres na menopausa usem a Relação Cintura-Quadril, ou RCQ, a fim de avaliar fatores de risco para doenças cardiometabólicas.

"Toda mulher deveria saber esse número", diz a Dra. Haver. (Mas, de acordo com a minha experiência, a maioria de nós não sabe. Quando ouvi a Dra. Haver explicando isso pela primeira vez, eu mesma não sabia o meu!)

Aqui vai como descobrir: divida a medida da circunferência da cintura pela circunferência do quadril. Essa é a sua RCQ. Se ela for igual a 0,8 ou menor, você corre menos risco de desenvolver questões como doenças cardiovasculares, AVC, câncer e diabetes tipo 2. Se for maior do que 0,86, seu risco é mais elevado.

Isso é algo que pode ser feito em casa, porque sei que ir ao consultório médico, tirar a roupa e subir na balança pode causar gatilhos ou ser humilhante. E ver esse número mudar talvez seja um indicador inicial de transformações na sua saúde. A RCQ com frequência aumenta na menopausa, e é associada a uma probabilidade maior de fraturas no quadril, certos tipos de câncer e doenças cardiovasculares. Porém, a boa notícia é que esse número pode diminuir com alimentação equilibrada e atividade física, e isso diminuirá o risco de ter esses problemas.

Outro aspecto que os médicos recomendam atenção nessa fase da vida: o consumo de álcool. Ele muda a maneira como o corpo metaboliza o estrogênio, causando problemas no fígado, doenças cardiovasculares e osteoporose. O CDC [Centro de Controle e Prevenção de Doenças] dos Estados Unidos aconselha mulheres a não ingerir mais do que uma dose de bebida alcoólica por dia. O vinho costumava ser uma boa companhia, mas agora nos deu uma rasteira.

E, claro, colaborando com o burburinho sobre o que devemos comer e beber ou não, temos novos remédios para perda de peso, como o Ozempic e o Mounjaro*. Fui informada de que, se alguém tiver problemas de peso intratáveis que prejudiquem a saúde (mais do que apenas cinco ou dez quilos a mais), faz sentido usar esses medicamentos para chegar a um peso mais saudável. Porém, se eles causarem perda de apetite, você precisa se certificar de que ainda esteja ingerindo os nutrientes necessários nos alimentos que conseguir comer.

---

* Em 2024, o Mounjaro ainda não está disponível nas farmácias brasileiras. A Anvisa aprovou seu uso no tratamento de diabetes, mas ainda não para obesidade. [*N. do R.T.*]

Só para deixar claro: não estou recomendando o uso desses medicamentos para emagrecimento. Tenho amigas que tiveram muito sucesso com eles, e também amigas que exageraram na perda de peso, chegando a um nível preocupante. E os efeitos a longo prazo me inquietam, pois não temos os dados de décadas de pesquisas para nos basear. Dito isso, os médicos estão cada vez mais bem-informados sobre esses medicamentos à medida que se popularizam.

A Dra. Haver afirma que, antes de receitar esses medicamentos, pede para as pacientes na menopausa com gordura visceral elevada (ela tem um aparelho de bioimpedância no consultório que mede a massa muscular e a gordura visceral) seguirem a terapia de reposição hormonal e um plano nutricional por três meses. Depois, avalia o progresso da paciente e a perda de gordura visceral. Se a dificuldade em perder peso persistir, então considera-se a possibilidade de acrescentar um medicamento como o Ozempic. "Esses medicamentos melhoram muito a saúde e a qualidade de vida das minhas pacientes. Algumas estavam presas em um ciclo de dietas havia décadas, e só obtiveram resultado com eles."

Ainda assim, existem riscos. A Dra. Haver pede que as pacientes que usam tais medicamentos voltem a cada seis semanas, no mínimo, para um acompanhamento da massa muscular e perda de gordura. (Ela observa que pacientes obesas raramente têm problemas de perda de massa, porque carregam o peso equivalente a cobertores pesados todos os dias, e por isso seus músculos são fortes.)

Amanda Thebe, autora de *Menopocalypse* [Menopocalipse, em tradução livre] e especialista em saúde e preparo físico feminino, diz entender por que mulheres se sentem atordoadas pelas orientações nutricionais recebidas nessa fase da vida: "É tão difícil saber no que acreditar, ainda mais se você pesquisa informações nas redes sociais — dica: não faça isso!" *Carboidrato faz mal para a saúde. Não, espera — carne faz mal. Não, precisamos de mais vegetais. Mas vegetais contêm lectinas, que também fazem mal. Talvez seja melhor só comer gordura. Então vou seguir a dieta cetogênica, mas tenho colesterol alto e preciso diminuir a gordura saturada...* É um pesadelo, e eu entendo mulheres que experimentam regimes aparentemente interessantes voltados para os nossos problemas durante a menopausa."

Segundo nutricionistas, é melhor manter a simplicidade e focar os elementos básicos da nutrição. Então conseguiremos tomar decisões que façam bem à nossa saúde, aos nossos objetivos e a como nossos corpos reagem aos alimentos.

O que deviam nos contar sobre a alimentação na menopausa

- A menopausa exige uma alimentação diferenciada. Nessa fase da vida, mulheres devem consumir mais proteína. Tente ingerir menos açúcares adicionados. Evite refrigerantes, sucos adoçados e iogurtes saborizados. Busque comer mais fibras.
- Beba álcool com moderação — ou pare de beber.
- Calcule a relação cintura-quadril. Esqueça o IMC. Pense em "forte", não em "magra".
- Cogite o jejum intermitente.

Dicas nutricionais de Amanda Thebe

Existem três macronutrientes: carboidratos, proteínas e gorduras. Esses alimentos contêm micronutrientes: vitaminas e minerais essenciais para o funcionamento do corpo. Os três macronutrientes têm funções diferentes.

- **CARBOIDRATOS:** apesar de termos sido ensinadas a temê-los, eles são a fonte de energia favorita do corpo. Quando ingeridos, são quebrados em açúcares simples, a glucose e a frutose, que o corpo adora usar para gerar energia. A glucose atravessa até a barreira hematoencefálica, ajudando com a confusão mental e a exaustão crônica. Todos os carboidratos são açúcares, mas devemos analisá-los em um espectro, porque nem todos são iguais. Eles podem ser divididos em duas categorias: complexos e simples.
  - Os carboidratos complexos, como batata-doce ou grãos integrais, contêm mais de um açúcar, enquanto os simples contêm apenas

um. Carboidratos complexos levam mais tempo para ser digeridos do que açúcares simples e costumam conter uma grande quantidade de fibras e amido, além de água e micronutrientes. Eles fazem bem para a nossa saúde como um todo, especialmente para a intestinal, e não devem ser evitados.

- Sobre os açúcares simples: meu conselho é consumir o mínimo possível. A recomendação atual para açúcares adicionados é de no máximo 25 gramas por dia, porque o excesso está diretamente relacionado ao aumento do risco de doenças. No geral, o açúcar adicionado tem pouquíssimo valor nutricional e muitas calorias, apesar de ser delicioso. Cortar todos os açúcares da dieta pode resultar em compulsão, então limite a quantidade de doces, refrigerantes e petiscos quando se permitir comer esses itens ocasionalmente.

- **PROTEÍNAS:** adoro falar sobre proteínas, porque realmente precisamos mais delas conforme envelhecemos, ainda mais durante a menopausa. Para manter os músculos que já temos e ganhar ainda mais massa muscular, o corpo utiliza um processo chamado síntese proteica muscular. Resumindo, consiste em pegar a proteína que você come, quebrá-la em aminoácidos e utilizá-la como estimulante para formar, reparar e desenvolver músculos. O estrogênio é parte essencial da síntese proteica muscular; então, quando ele começa a diminuir, é preciso garantir que você ajude o sistema, consumindo uma quantidade adequada de proteína. A recomendação atual são 0,8 gramas por quilo de peso corporal por dia. Para facilitar, costumo orientar mulheres na menopausa a tentar consumir 100 gramas por dia. A proteína também controla grandes compulsões por açúcar; portanto, quando sentir aquele desejo por um docinho às duas da tarde, opte por algum lanche com proteína em vez de um bolinho de mirtilo!

- **GORDURAS:** a esta altura, imagino que todo mundo já saiba que uma dieta rica em gorduras saturadas aumenta o risco de doenças cardiovasculares; uma pena, porque meu grupo alimentar favorito é manteiga! Mas a maioria das mulheres da nossa geração que estão passando pela menopausa tem medo de gorduras, provavelmente por causa das dietas dos anos 1990 que as demonizavam. Você se lembra daquele monte de revistas questionáveis no supermercado promovendo dietas *malucas de baixa caloria*? É difícil abandonar essas ideias. A verdade é que gorduras são essenciais para nossa alimentação. São uma fonte de energia, ajudam o corpo a absorver vitaminas e minerais e têm uma série de funções – entre elas, a melhora da imunidade.

- Gorduras insaturadas protegem o coração e melhoram a imunidade. As diretrizes atuais sugerem que entre 20% e 35% da dieta deve ser composta por gorduras saudáveis, como azeite de oliva, óleos vegetais, peixes gordurosos (como salmão e atum), abacate, oleaginosas e sementes. Isso significa que uma dieta de 2 mil calorias por dia deve incluir cerca de 500 calorias, ou 56 gramas, de gordura.
- Gorduras saturadas — que geralmente vêm de fontes animais (como manteiga, carne e leite), mas também de algumas fontes vegetais (como coco e azeite de dendê) — devem ser limitadas.

O melhor conselho para a dieta na menopausa é fazer refeições balanceadas com muitos carboidratos complexos, especialmente de fontes vegetais e com quantidades de proteína que abasteçam o corpo, acompanhados de gorduras saudáveis.

O estoque de suplementos da Dra. Mary Claire Haver

FIBRAS: Quando necessário, tomo um suplemento para alcançar um total de 35 gramas de fibras por dia. Para chegar a essa quantidade, gosto de consumir um avocado diariamente, e, por mais que eu coma carne, baseio minha dieta sobretudo em vegetais.

MAGNÉSIO: Muitas mulheres têm deficiência de magnésio. Há vários tipos desse mineral; eu tomo o NeuroMag® (seu nome genérico é L-treonato). Essa é uma fórmula que atravessa a barreira hematoencefálica com segurança. Tomo um comprimido à tarde, e ele me ajuda a me tranquilizar mais à noite, auxiliando no meu sono. Costumo recomendá-lo às minhas pacientes pelo mesmo motivo.

VITAMINA D: A maioria das minhas pacientes tem deficiência de vitamina D, e eu também já tive. Criei um suplemento que contém 4.000 U.I. de vitamina D, vitamina K para aumentar a absorção de ômega 3, por seus benefícios anti-inflamatórios.

ÔMEGA 3: Tomo um combo de ômega 3 e vitamina D.

COLÁGENO: O colágeno comprovadamente melhora a densidade óssea de mulheres com osteoporose e osteopenia, um sinal de alerta para o primeiro caso. Ele também pode melhorar a saúde das articulações e a elasticidade da pele.

CAPÍTULO CATORZE

MALHAÇÃO

Em Hollywood, você está constantemente sob os olhares de muitas pessoas, é claro. Existe uma pressão para permanecer magra e lutar o máximo possível contra os sinais do envelhecimento. A melhor forma que achei para lidar com essa preocupação é encarar com humor como os outros acham que seu corpo deveria ser. (Após uma gravação noturna, quando estávamos terminando, às cinco da manhã, vi meu reflexo de cabeça para baixo em uma mesa espelhada e eu juro que estava a cara do Nick Nolte.) Quando bate a preocupação com a aparência, é válido questionar: Quem é esse suposto público, e por que nos importamos tanto com o que essas pessoas pensam?

Algumas amigas minhas têm o hábito de criticar seus corpos envelhecidos, em especial regiões nas quais tenho certeza absoluta de que ninguém mais repara. Há pouco tempo, uma delas falou: "A pele entre as rugas no meu pescoço está começando a parecer um elástico esticado." Ela mostrou e, sinceramente, não entendi do que estava falando. Para mim, o pescoço dela estava ótimo!

Mas também tenho dificuldade em ignorar minhas inseguranças em certos momentos. Talvez seja por isso que, como parte da rotina, gosto de fazer aulas de dança barulhentas em uma sala escura. Em menos de cinco minutos, estou me divertindo horrores. (Prefiro quando a coreografia é curta, assim não me perco!)

Como agora sou uma mulher de meia-idade, fico muito grata por estar viva e ainda conseguir fazer a maioria das coisas que sempre fiz. E, sim, hoje sou mais cuidadosa. No passado, as atividades físicas de alto impacto pioraram minhas dores nas costas, então não pulo feito doida que nem as garotas na frente da turma. Prefiro ficar no fundo da sala, e evito movimentos bruscos que possam incomodar meu ombro congelado. Mas adoro sentir meu corpo com vida.

As mulheres com quem gosto de me exercitar estão felizes por estarem lá. Elas não estão na busca por um corpo mais magro ou braços mais musculosos, mas, além de desejarem se fortalecer, querem comemorar a vida e afirmar que ainda somos capazes de mover nosso corpo no ritmo da música. Nós assumimos um compromisso, saímos de casa e fizemos isso por nós mesmas. Fomos lá e nos divertimos. Acho que é algo catártico e purificante. Estar em uma sala cheia de mulheres suadas é divertido e significativo ao mesmo tempo, uma forma de liberar energia e um conforto necessário, mesmo que tenhamos que usar tampões de ouvido.

Os médicos recomendam certa quantidade de treinos de cardio durante a menopausa para ajudar com a saúde mental, o sono e o condicionamento físico no geral, especialmente porque tendemos a acumular gordura na barriga nessa fase, um fator de risco para doenças cardiovasculares. Para mim, é mais fácil me exercitar fazendo algo divertido e em um lugar em que me sinta confortável.

No passado, eu frequentava essas aulas porque queria ter uma aparência melhor — como diz uma amiga, "não para ser zen por dentro, mas para ser gostosa por fora". Eu era vaidosa e me importava demais com a opinião dos outros. Já na meia-idade, se tivermos sorte e formos sinceras com nós mesmas, imagino ser possível deixar de lado essa competição com outras mulheres e nos apoiarmos. Podemos comemorar as conquistas de todas. Quando as pessoas me perguntam como conquistar essa confiança, digo que a única forma é vivendo tempo suficiente. Se você tiver a sorte de chegar à meia-idade, vai perceber que ninguém a julga tanto quanto você mesma. Todo mundo está imerso nos próprios dramas e nas próprias inseguranças. Se parecer muito difícil, finja até que se torne verdade! Reeduque seu raciocínio.

Um dia desses, eu e uma amiga saímos empolgadíssimas da aula. Parecia que tínhamos voltado a frequentar boates, com salões escuros e luzes piscantes, músicas atuais misturadas com clássicos antigos. Nós ficamos revigoradas.

Foi uma boa maneira de me lembrar de que preciso me exercitar também pela minha saúde mental. Se eu abandonar a rotina, como frequentemente faço, vou me sentir mal. Então, mesmo quando estou em um hotel ou em um Airbnb, ainda tento me exercitar. Não sou fanática como já fui. Costumava ser o tipo de pessoa que malhava cinco vezes na semana; agora, tento me exercitar duas ou três vezes.

Sei que aulas coletivas em academia não são para todo mundo. Algumas pessoas preferem fazer caminhadas, nadar ou levantar peso na garagem para manter a forma. Muitas mulheres na nossa faixa etária gostam de pilates, que aumenta força e flexibilidade. Mas o consenso entre especialistas é que precisamos fazer *alguma coisa*.

Para evitar perder massa muscular e ganhar peso, a maioria das mulheres na menopausa precisa de atividades aeróbicas e treino de força. Nós engordamos não só por causa do que comemos, mas também pela qualidade do sono, por fatores genéticos ou por estarmos ou não deprimidas.

O treino de força também é importante na meia-idade para a saúde óssea, que impede a perda muscular.

Amanda Thebe me disse: "Sabemos que o risco de sofrermos fraturas e termos osteoporose é maior; é o 'ladrão silencioso' após a menopausa. O treino de força em todas as idades é a melhor maneira de evitar a perda óssea, e, na menopausa, é a melhor maneira de evitar mais perda. Ao sobrecarregamos os músculos no treino de força, incentivamos o desenvolvimento dos ossos."

A Dra. Mary Claire disse que mulheres devem trocar o ideal de um corpo magro por um corpo forte. E eu concordo. Magreza não é o mesmo que saúde. O fortalecimento do corpo também nos ajuda a manter o equilíbrio e diminui o risco de quedas e fraturas com a idade.

"Quando analisamos a longevidade feminina, percebemos que vivemos mais do que os homens, mas 20% dessa vida é levada com uma saúde inferior à do sexo oposto", disse a Dra. Haver. "Se viverei por mais tempo, quero ser como a rainha Elizabeth. Ela tinha algumas vantagens, é claro — provavelmente os melhores cuidados médicos do mundo —, mas simplesmente se reuniu com a primeira-ministra, tirou uma soneca e morreu. Não quero passar um tempo longo dependente de cuidados intensivos. Então isso vai depender de eu me manter forte em vez de magra, de focar mais a nutrição do que as calorias, e de fazer atividades que mantenham meu cérebro saudável. A terapia hormonal também faz parte dessa estratégia."

Amanda Thebe concorda: "A conversa no mundo da menopausa costuma ser muito binária, e não vemos um espaço em que a terapia de reposição hormonal e as atividades físicas possam coexistir. É comum eu escutar frases como 'O exercício vai substituir os hormônios que perdi' ou 'Estou tomando testosterona para continuar forte'. Os exercícios não substituem os hormônios perdidos, e as doses de hormônios, principalmente de testosterona, prescritas para mulheres são tão pequenas, que têm um efeito insignificante nos treinos de força. Todos esses conceitos precisam ser descartados. Medicamentos não substituem a atividade física, e a atividade física não substitui a terapia hormonal. Todos têm efeitos positivos e devem ser encarados sob essa perspectiva. A menopausa não é tratada com apenas um caminho possível."

Thebe ainda continua: "Caso você tenha um risco alto de osteoporose, o estrogênio tem um papel importante na prevenção da perda óssea e na redução do risco de fraturas e dores nas articulações, além de oferecer algumas proteções para o coração. Essas vantagens são reconhecidas pela Menopause Society e devem gerar certo alívio para mulheres que fazem reposição hormonal. O problema aparece quando as vantagens da terapia de reposição hormonal são apresentadas como um 'remédio mágico' que ajudará o sexo feminino a viver para sempre e resolverá todos os problemas. Quando os fatos são distorcidos para gerar uma narrativa tendenciosa, as pessoas que sofrem são aquelas que tentam tomar decisões em posse de todas as informações. Independentemente de você fazer ou não a terapia de reposição hormonal — ou usar qualquer outro medicamento —, é *essencial* encontrar formas de melhorar a sua movimentação diária e considerar fazer treinos de força."

Minha própria rotina de exercícios acabou se tornando factível, mas demorei um pouco para chegar a ela. Testei todas as atividades físicas do mundo. E as queridinhas do momento mudam no mesmo ritmo que estilos de calça jeans; como eu também ficava entediada, meu corpo me dizia para variar. Com vinte e poucos anos, corria e fazia Ashtanga, um tipo de ioga muito regrado. Nas duas atividades, talvez eu estivesse indo atrás de certo equilíbrio na minha vida. Com 30 anos, continuei correndo por quilômetros e quilômetros, como se tentasse vencer o relógio. Aos 40, comecei a fazer treinos de *bootcamp*, parecendo querer descontar alguma raiva. Agora, nos meus 50 anos, buscando flexibilidade, foco e força, passei a fazer musculação, aulas de dança e o máximo de alongamento possível para me divertir e desenvolver clareza e vigor.

Em uma tarde, há pouco tempo, eu e uma amiga fomos de top a uma aula de ioga. Quando a aula começou, percebi que éramos pelo menos uns 15 anos mais velhas do que todo mundo lá dentro. Enquanto alternava as posições, pensei em como eu era quando tinha vinte e poucos anos, a idade da maioria das mulheres ali. Na época, meu corpo era a fonte de tantos conflitos, que eu me cobria tanto com peças de roupa reais quanto com uma armadura metafórica.

Esse tempo ficou para trás. Nosso corpo não é mais tão firme, resistente a lesões nem sem rugas como era vinte ou trinta anos atrás. Tive filhos e passei décadas em todos os climas, e isso fica visível. Uma das minhas amigas apelidou minha barriga de Benjamin Button. Ela está tão enrugada que parece um saco de papel amassado e jogado num canto da rua. Ainda assim, uso top, algo que jamais usaria antes de ter uma barriga de saco de papel.

Tenho orgulho de tudo o que meu corpo viveu. E vou mostrá-lo para o mundo se eu quiser. Nesta fase da vida, podemos nos exercitar não apenas por vaidade, mas por alegria e saúde, e isso é bem mais gratificante.

Não sei se as mulheres mais jovens naquela aula notaram a nossa presença. Se o fizeram, talvez tenham pensado que éramos velhas caquéticas. Mas gosto de imaginar que elas nos viram nos divertindo juntas e sorrindo, felizes com nossos corpos de cinquenta e poucos anos, e cogitaram que envelhecer talvez não seja tão ruim assim. Estou envelhecendo, e isso é um privilégio. Qual é a outra opção?

Exercícios simples para treino de força que você pode fazer agora

Quando não consigo ir à academia, gosto do Treino de Sete Minutos publicado há um tempo pelo *New York Times*. Ele é ótimo para quando você estiver viajando e só tiver alguns minutos. Aqui vai uma versão que faço com frequência:

1. 20 agachamentos (Finja que vai se sentar em uma cadeira.)
2. 20 afundos (Comece dando um pequeno passo para a frente e vá construindo a movimentação completa conforme entra no ritmo.)
3. Prancha de 20 segundos (Tenho uma amiga que ao longo de um verão treinou tanto, que evoluiu de uma prancha de 10 segundos para uma de 3 minutos!)
4. 20 flexões (Enquanto estiver na prancha, já pode fazer algumas.)
5. 20 levantamentos terra com halter (É bom ter halteres perto da escrivaninha para momentos de tédio. Caso você não tenha, pode se apoiar em uma cadeira ou mesa com as duas mãos, os dedos virados para fora, e empurrar o corpo para cima e para baixo 20 vezes.)

Alongamentos para soltar ombros congelados

- Fique de pé e apoie o ombro congelado contra uma parede. Deixe a mão esticada contra a parede, como se fosse lavar um carro. Faça uma rotação completa da mão na parede, formando um círculo no sentido horário, depois no anti-horário.

- Faça uma prancha. Mexa o corpo para a frente e para trás sobre os antebraços.

- Segure as duas extremidades de uma faixa elástica ou uma toalha. Erga-a acima da cabeça com os braços esticados. Então faça o mesmo com os braços esticados atrás das costas, levantando-os em movimentos breves e rápidos. Depois, com cuidado, tente fazer o movimento na diagonal, na frente e atrás do corpo.

- Para mais exercícios para ombros congelados, busque informações sobre rotação superior com anilha, protração e retração escapular, alongamentos para mobilidade torácica, elevação e depressão escapular, deslizamento de braços no chão com elevação de quadril, exercício passivo de elevação e alongamentos laterais.

CAPÍTULO QUINZE

O QUE É "FAMÍLIA" HOJE EM DIA?

"A experiência da menopausa não se limita a sintomas fisiológicos e 'mau humor'. Também é um momento de sinceridade", escreveu uma amiga por e-mail.

> Não é coincidência que muitos casamentos terminem por volta da meia-idade. Na ausência da confusão de criar filhos pequenos e/ou das distrações de construir uma carreira, tentamos estabelecer uma nova tranquilidade. Para mim, o desenvolvimento dessa solidão revelou uma voz interior há muito emudecida, a qual ficou impossível de ignorar, e comecei a entender que meu casamento tinha acabado.
>
> Estatisticamente falando, eu poderia viver mais trinta ou quarenta anos sem ser uma exceção à regra. Seguiria mancando até a linha de chegada ao lado de alguém de quem me distanciei só porque nos apaixonamos aos 22 anos? A mistura da ausência dos filhos com o término do prazo de validade do meu útero se tornou a batida do tambor da liberdade. A tolerância virou um lema do passado. Ali eu renascia otimista sobre meu novo capítulo sozinha. Talvez ainda não recuperada ou redimida, mas a cura chegaria.
>
> Fiz uma mala e anunciei para minha família que tiraria um ano para mim, empolgada por seguir sozinha em minha nova aventura. Não durou muito; em 12 meses, já tinha me apaixonado perdidamente pelo meu novo companheiro, e espero continuar com ele pelo resto da vida. Mas, se não o tivesse encontrado, sei que não me arrependeria da minha decisão; fiz a escolha que quis. Finalmente virei uma adulta, aos 52 anos.

Ouvi muitas histórias parecidas de mulheres nessa faixa etária que transformaram completamente sua vida e repensaram as relações com parceiros, carreira, filhos, amigos e consigo mesmas. Tantas mulheres voltam a fazer grandes questionamentos, ou talvez os façam pela primeira vez: O que significa ser um indivíduo em um relacionamento com outras pessoas? Ser namorada, parceira, amiga, tudo ao mesmo tempo? Talvez esposa ou mãe, talvez não?

Também tenho muitas amigas que dão muito valor a longos casamentos, sentindo que passar décadas com a mesma pessoa, superando várias crises, permitiu o "desenvolvimento" da relação, alcançando novos patamares de segurança e proximidade.

Chip Conley, fundador e presidente da Modern Elder Academy, que também escreveu *Learning to Love Midlife* [Aprendendo a amar a meia-idade, em tradução livre], me disse: "Com sorte, a essa altura do campeonato não estamos mais buscando a pessoa perfeita, porque isso não existe. Pelo menos para mim, é um padrão muito difícil de alcançar. A pergunta que deveríamos fazer para nós mesmos não é *Quem é o parceiro ideal?*, mas *Com quem posso cocriar as condições de vida ideais?*

"Isso me ajudou muito e me levou de volta à minha companheira, com quem eu havia terminado 16 anos antes, ao perceber que tínhamos ideias muito parecidas sobre como queríamos viver. Também é importante entender que relacionamentos passam por ciclos, então os principais mecanismos para lidar com eles são a comunicação e o respeito."

Após meu término com Liev, estava pronta para "aproveitar minha companhia", como dizem por aí, sem prazo definido, me dedicar a meus filhos e minhas amizades, sem pensar em namorar. Mas aí me apaixonei por Billy. Depois de 7 anos juntos, aos 54, me casei pela primeira vez.

Minhas amigas organizaram uma despedida de solteira ridícula. No meio de todas as piadinhas, minha melhor amiga me lembrou do que eu disse quando me apaixonei por Billy: "Amá-lo é a coisa mais gentil que já fiz por mim."

Esse relacionamento enriqueceu muito a minha vida e aliviou diversos fardos. Para começo de conversa, é ótimo ter outro adulto por perto. Pessoalmente, um dos maiores desafios de relações durante a menopausa foi criar adolescentes. Achava que cuidar de crianças pequenas fosse difícil! Mas agora, conforme eles se aproximam da idade de sair de casa, vou descobrindo questões novas. Estou sofrendo um luto por antecipação, se é que isso existe. Eles, provavelmente, também estão. Então é uma grande mistura de tristeza e pânico.

Adolescentes querem experimentar de tudo, mesmo sendo incapazes de pensar nas consequências. Meus filhos gostam de me testar. Eles com certeza não são do tipo que falam "Bem, já está tarde, é melhor eu voltar para casa".

Como me explicou a Dra. Aliza Pressman, psicóloga do desenvolvimento: "Adolescentes vivem um momento de velocidade máxima, sem freio, passando por transformações emocionais e hormonais, então é fácil serem imprevisíveis e perderem o autocontrole. O cérebro deles não consegue ter autodomínio da mesma maneira que o de um adulto."

De certa forma, criar adolescentes é como voltar a cuidar de crianças de 2 anos de idade. Talvez você se pegue preocupada toda hora. Quando bebês aprendem a palavra "não", eles a usam para tudo. É o primeiro vislumbre de poder que têm. Isso se repete com adolescentes, mas se torna uma declaração de identidade e independência. Continua sendo um gesto de empoderamento: "Não, não é assim que funciona! Me deixa em paz.". Eles sempre sabem mais que todo mundo!

Mas em vez de ficar preocupada, cogitando se eles vão cair na piscina ou da escada, minha questão é entrarem no carro de conhecidos que acabaram de tirar a habilitação de motorista. Quando os amigos do meu filho vêm aqui em casa, me pego olhando no fundo dos seus olhos para avaliar se são responsáveis e não bebem antes de dirigir. Se eles estão prestes a pegar no volante, fico sempre com vontade de testar sua coordenação motora.

A preocupação é só uma parte. A rotina de criar filhos que me consumiu pelas últimas duas décadas está quase acabando. Eles parecem prontos demais para tirar férias da minha companhia. Ainda assim, para mim, a transição parece repentina e quase cruel. Na primeira vez que recebi o olhar de "Por que você ainda está aqui?" enquanto eles fechavam a porta do quarto, pensei: *Não estou pronta!* Era como se eu tivesse sido reprovada em uma prova de evolução psicológica, incapaz de absorver bem essa nova realidade. Eu fiquei *triste*. E saber que a vida seria assim pelos próximos anos me deixou de coração partido.

Em cada encruzilhada da vida, precisamos lidar com desafios que nos obrigam a aprender e crescer. Só que este — *Parabéns! Seus filhos cansaram de você! E bem quando você não é mais fisicamente capaz de ter outros!* — se tornou um golpe que gerou uma nova forma de luto. Claro, você quer que eles trilhem o próprio caminho no mundo. Mas isso não diminui a melancolia dos momentos em que os amigos aparecem para buscá-los e eles vão embora sem nem olhar para trás.

Venho perguntando às minhas amigas como elas se sentem conforme o ninho vazio vai se tornando uma realidade.

Uma me disse que está focada em oferecer a eles as ferramentas necessárias para não precisarem mais dela. Entre seus conselhos: "Aproveite a vida — sexo, drogas e rock 'n' roll —, mas, se começar a fumar cigarro ou fizer uma tatuagem, vou quebrar suas pernas." (Acho que ela sente que eles não têm interesse por drogas.)

"Sendo sincera, fico arrasada só de pensar", disse outra amiga. "Eu e minha prima sempre conversamos sobre isso. Às vezes, é bom imaginar que, quando nossos filhos saírem de casa, vamos voltar a ser quem éramos com vinte e poucos anos, fazendo bolos, indo a festas, conversando e tomando decisões horríveis sobre homens. Em outros momentos, gostamos de pensar que vamos morar juntas em uma casa de repouso, dançando com o andador e comendo gelatina com nossas dentaduras. Ficamos trocando memes de velhinhas fazendo caminhadas, dançando ou sentadas em cadeiras de balanço juntas. Fiz planos de viajar com outra amiga para fazermos trilhas pela Inglaterra e pela Irlanda, pois resolvemos que mulheres mais velhas sem filhos para criar precisam caminhar bastante."

A meia-idade pode trazer grandes responsabilidades com o cuidado de outras pessoas, sejam filhos que tivemos mais tarde ou pais idosos. É comum que os trabalhos mais difíceis dentro de uma família caiam no colo das mulheres nessa faixa etária. Segundo a Family Caregiver Alliance, cerca de dois terços dos cuidados com familiares – pais idosos, irmãos ou filhos (e geralmente mais de um deles ao mesmo tempo!) – são feitos por mulheres.

Uma amiga me contou: "Eu que mais cuidei do meu pai quando ele estava morrendo de câncer, e da minha mãe ao longo dos anos. Pode ser desafiador cuidar de pais idosos e filhos ao mesmo tempo. Às vezes parece que minha mãe é minha quarta filha. Às vezes, tento planejar algo que agrade todas as três crianças, e ela se mete dizendo que prefere fazer outra coisa. Eu penso: *Se eu continuar colocando as necessidades, os desejos e os humores de todo mundo acima dos meus, vou ficar maluca!.*"

Olhar para o lado bom dos momentos em que as responsabilidades são amenizadas, conforme filhos vão saindo de casa, ajuda. Você terá mais tempo para si mesma, para seu parceiro e sua carreira. Chega de cuidar dos outros; agora, está na hora de fazer as coisas por você!

E então cai a ficha de quanto nos sacrificamos pelos outros ao longo dos anos.

Eve Rodsky, autora de *O método Fair Play para divisão de tarefas domésticas*, chama atenção para os males causados ao sexo feminino com essa partilha desigual: "As mulheres ganham mais dinheiro como chefes de família e fazem mais trabalho cognitivo não remunerado (frequentemente chamado de 'carga mental'). Como resultado, cada vez mais há mulheres doentes, tanto fisicamente quanto mentalmente."

Ela diz que a injustiça em tantos lares pode até piorar os sintomas da menopausa. "Não falamos o suficiente sobre isto: se você não tiver tempo para ficar bem porque seu tempo foi tomado por outras pessoas e pelos seus papéis como mãe, companheira e profissional, então a menopausa será pior." Ela identificou 2 mil exemplos de trabalhos não remunerados que as mulheres fazem mais do que os homens. A única exceção: tirar o lixo é dividido meio a meio.

Rodsky se deparou com um problema em seu casamento quando seus filhos eram pequenos. Ela estava no carro, indo buscar a caçula na educação infantil, com a bombinha de tirar leite na bolsa e um contrato de mediação de um cliente no colo. O marido mandou uma mensagem: "Achei que você fosse comprar mirtilo."

Compreensivelmente, ela surtou. Com o tempo, conseguiu explicar para o marido como estava se sentindo e o que acreditava que poderia ser a solução. Na minha opinião, este é um bom roteiro para todas nós levarmos em consideração quando percebemos que estamos fazendo coisas demais pelos outros sem receber nenhum apoio:

> O meu dia tem 24 horas igual ao seu. Não vamos mais usar o critério do dinheiro. Nem o de você, por algum motivo, achar que o seu tempo vale mais do que o meu porque tem um salário melhor. Na nossa casa,

> nós dois temos as mesmas 24 horas em um dia. Só vou continuar neste relacionamento se você valorizar o meu tempo da mesma forma que o seu. Não precisamos dividir igualmente todos os trabalhos não remunerados, mas precisamos encontrar um equilíbrio minimamente justo. E vamos ter igualdade em nossas folgas. Para começar, enquanto resolvemos essa merda, você fica com os sábados, e eu, com os domingos. Até lá, não estou disponível aos domingos. E não me importa se chamar isso de "dia no spa" ou tentar fazer eu me sentir culpada. Isso não vai mais funcionar. Vou fazer o que quiser.

"Quando perguntamos às mulheres como se sentem a respeito da meia-idade, as duas palavras que mais apareceram foram 'sobrecarregada' e 'entediada'. Para mim, isso foi muito deprimente, porque você não deveria estar entediada se está sobrecarregada! Percebemos que elas sentiam como se não tivessem permissão para estarem indisponíveis, mesmo que por um segundo. As mulheres simplesmente são condicionadas a antecipar o desconforto das outras pessoas", disse Rodsky. "Após entender essa distinção, consegui ter empatia pelo desconforto dos outros sem que isso afetasse o meu processo de tomada de decisão."

Em meio a tanto trabalho, ajuda ser sincera com sua família e ter pessoas ao seu redor que estejam dispostas a falar abertamente sobre a menopausa, a ausência dos filhos em casa e o que tudo isso significa. Tenho sorte nesse sentido. Dou todo o crédito a Billy, um homem precavido que fez muita terapia antes de eu conhecê-lo.

Infelizmente, acho que grande parte da população masculina fica incomodada ou assustada com essas coisas. As mudanças de humor e o estresse dessa fase da vida dificultam a compreensão sobre por que nos sentimos tristes ou inquietas. Amigos e cônjuges talvez não reajam bem à nossa intensidade emocional misturada com certa obscuridade. Já vi companheiros de amigas ficarem na defensiva de formas que não ajudavam ninguém, ou que encaravam o desafio das parceiras como um incômodo ou algo que não dizia respeito a eles.

Uma amiga contou: "O Steve me perguntou quanto tempo dura a menopausa. Quis saber por quê. Ele respondeu: 'Quero saber quando podemos desligar o ar-condicionado'."

Uma das minhas publicações mais populares no Instagram é um vídeo que gravei da minha amiga Ursula respondendo à pergunta do marido "Que horas o jantar fica pronto?". Ela fez uma dancinha hilária, mostrando o dedo do meio das duas mãos para ele. A recepção do vídeo mostra a irritação que tantas mulheres sentem por carregarem o peso de boa parte do trabalho envolvendo a administração do lar. Então, como podemos nos defender? E o que devemos almejar em relacionamentos?

A Dra. Pressman me disse que, na meia-idade, não necessariamente devemos focar o romance (mas que com certeza podemos ficar à vontade para aproveitá-lo também!), mas o estabelecimento de pelo menos uma relação amorosa, seja com um parceiro ou com um amigo: "As mulheres amam quando têm pelo menos um ser humano em sua vida que possa lhes dizer de forma amorosa que seu dente está sujo. Não se trata de ter um companheiro romântico. É uma questão de ter relações de qualidade."

O Estudo sobre o Desenvolvimento Adulto, de Harvard, mostrou que relacionamentos próximos são fatores importantíssimos na qualidade de vida de uma pessoa e até em sua longevidade.

A Dra. Pressman é conhecida no universo parental por definir os princípios fundamentais para desenvolver resiliência nas crianças; porém, em nossas conversas, percebi que eles se aplicam muitíssimo bem a todas as conexões íntimas. Os cinco Rs dela são: relacionamento, reflexão, regulação, reparo e regras. Veja como ela os descreveu para mim em uma conversa recente:

RELACIONAMENTO é exatamente o que parece: sentir-se conectada e vista por outra pessoa. Para mim, a lição mais reconfortante de pesquisas sobre relacionamentos é que precisamos apenas de um cuidador para desenvolvermos resiliência. Pode ser um mentor, um professor, um amigo ou um parceiro. A presença desse indivíduo faz nos sentirmos seguras, vistas e conectadas, e pode amenizar o impacto do estresse tóxico. Acho que o fato de podermos fazer isso tudo apenas por termos uma conexão é muito animador neste mundo sobre o qual temos pouquíssimo controle.

REFLEXÃO é tirar um tempo para fazer uma pausa e tomar decisões intencionais. Podemos exercer isso pensando em nossa primeira experiência com o amor e em como ela nos ensinou a oferecê-lo para nossos filhos e parceiros, e também a recebê-lo. Quando pensamos dessa maneira, não reagimos de forma reativa. Essa mudança de perspectiva nos permite mudar padrões de formas mais confortáveis.

REGULAÇÃO é corregulação e autorregulação. É uma mistura de não perder a cabeça com um barista que anota o pedido errado e ser capaz de diferenciar ameaças reais e imaginárias. O córtex pré-frontal ainda está em formação nos cérebros em desenvolvimento. Seu crescimento só termina entre os 18 e 20 e muitos anos. Antes dessa idade, precisamos pegar emprestado o sistema nervoso de alguém mais maduro para aprendermos a melhor maneira de nos regularmos. Estudos, especialmente com mães e filhos, mostram que, quanto mais autocontrole tem a mãe, mais autocontrole tem o filho.

REPARO se torna necessário porque é difícil se regular em todas as situações. Ninguém vai acertar o tempo todo e, se acertar, não seria *certo*; seria um desserviço aos seus relacionamentos. Porque não pode haver reparo sem desacordo. E, quando não há o primeiro, não aprendemos que o segundo não é o fim do mundo. Se houvesse apenas desacordo, a relação não seria saudável. Mas a desconexão é capaz de regenerar a conexão. Desconexão vai desde se desligar do mundo e ficar imersa no celular por um tempo antes de voltar para a outra pessoa, até uma briga.

REGRAS. Regras exigem limites e delimitações, duas coisas que mulheres sentem culpa ao determinar.

Tudo isso não é *ótimo*? Precisamos ter uma compaixão tremenda por nós mesmas e nossas amigas; é por isso que adoro especialmente o princípio do reparo. A menopausa é a época para contarmos com os relacionamentos com amigos e trabalho, e também para fazermos aquilo que amamos. Eu e minhas amigas vivemos pensando em nossos objetivos. Sempre trocamos avisos de casas à venda por um dólar em lugares maravilhosos, ou viagens incríveis para fazermos juntas, ou casas de repouso em que poderemos passar horas distraídas jogando bingo.

Temos muitos almoços que começam com "Tal coisa acabou de acontecer. Posso reclamar um pouquinho sobre isso?" e terminam com "Adorei ver você. Ah, antes de voltar para o trabalho, tem algo no seu dente".

Como conversar com sua família sobre a menopausa

Em um mundo ideal, a saúde da mulher seria apenas mais um assunto debatido com regularidade, mais ou menos da mesma forma como falamos sobre o clima. Tenho muitas amigas que sempre esconderam dos filhos os absorventes íntimos e, então, quando a puberdade chegou para as meninas, precisaram ter uma conversa bem mais demorada do que teriam se elas tivessem sido expostas à realidade da menstruação desde o começo. Da mesma maneira, é bom conversar sobre a menopausa desde cedo, e com frequência. Mas, para aquelas que começaram a tocar nesse assunto agora, a Dra. Pressman tem sugestões sobre como abordar o tema não apenas com seus filhos, mas com seu parceiro. O segredo, segundo ela, é dar nome aos bois, para ninguém começar a achar que é culpado pela tensão, em vez de ela simplesmente ser um evento natural.

Aqui vai o roteiro dela para conversar com os filhos:

Talvez você tenha percebido quando tive uma onda de calor ou que ando sem paciência. Essas são algumas das mudanças que acontecem enquanto passo por essa transição. Quero que você saiba o que está acontecendo, porque, caso contrário, talvez não entenda o motivo para eu estar fisicamente desconfortável ou ficar nervosa às vezes. A boa notícia é que sei como cuidar de mim mesma. Você não precisa se preocupar comigo. Ainda assim, é importante que entenda pelo que estou passando, para não ficar imaginando ser outra coisa além de um processo normal. Se perceber algo assim, lembre-se de que não tem nada a ver com você. Estou lidando com isso e não preciso que se preocupe; meu médico está cuidando de mim.

E aqui vai um roteiro para parceiros:

"Fique longe de mim!" é o que eu digo.

Não. Não fale isso. Prefira testar a versão da Dra. Pressman, e prepare-se para ouvir perguntas e comentários depois:

> *Quero que você saiba o que está acontecendo para podermos ter o melhor relacionamento possível, e vou precisar de apoio quando os ânimos se exaltarem com nossos adolescentes ou outras pessoas e eu não estiver me sentindo bem. Então, por favor, me ajude. Estou cuidando de mim mesma. Há muito o que fazer para facilitar o processo se estivermos no mesmo barco.*

CAPÍTULO DEZESSEIS

COMO ENCONTRAR O TRATAMENTO MÉDICO IDEAL

Quando fico doente, meu marido me chama de Winston Churchill, porque faço o que bem entendo. Nunca vou ao médico quando estou gripada. Vou trabalhar, mesmo só tendo dormido duas horas. Sou o clássico tipo britânico que suporta tudo, seguindo em frente como um zumbi, berrando “Pelo amor de Deus, deixem de bobagem!”.

Com Billy, que cuida bem de si mesmo e de mim, aprendi a me cobrar menos e a ser mais gentil comigo mesma. Nós não devíamos tentar aguentar tudo o tempo todo só para provar que somos duras na queda e autossuficientes. Não há como “aguentar” a menopausa, uma mudança que afeta tantos aspectos do nosso corpo e do nosso humor. Essa fase da vida exige atenção, mesmo quando não temos muitos problemas. Como já vimos, a perimenopausa pode durar uma década, e o tempo do outro lado pode se tornar um terço ou até metade da nossa existência!

Da primeira vez que estive em uma maternidade como paciente, no parto do meu primeiro filho, comecei a aprender a importância do ativismo pela saúde e como as mulheres sofrem. A história do nascimento dele definitivamente não foi bonita.

No começo, estava esperançosa. Minha amiga mais próxima, Rebecca, é aquilo que chamamos de “mãe natural”. Ela teve o primeiro filho com vinte e poucos anos, em casa e na banheira, sem médicos por perto. E um tempo depois teve outros dois. No terceiro, foi preciso cortar sua calça jeans, porque o bebê já estava saindo. Ela conhecia todas as tendências do universo da maternidade. Tenho quase certeza de que comeu a própria placenta em um omelete.

Quando engravidei, ela meio que assumiu o papel de doula do meu futuro parto, me dando orientações sobre como ter o bebê de forma natural. A partir de tudo que eu tinha lido, tinha certeza de que um parto natural seria a melhor opção — chegando ao ponto de ficar obcecada. Eu pensava: *Preciso fazer isso da forma mais autêntica e simples possível, como vi nas fotos e li em histórias. Se não for assim, serei um fracasso, por algum motivo. Preciso suportar a dor, e não posso permitir que cortem meu corpo.* Obviamente, a "masturbação do dever" estava com a corda toda.

Veja bem, minha amiga não me disse nada disso. Ela só queria me ajudar a evitar intervenções desnecessárias. Era eu quem fazia todos esses julgamentos morais a meu próprio respeito.

O plano inicial era ter o bebê em casa, mas, logo que entrei em trabalho de parto, eu não estava dilatando e a dor ficou insuportável. Fui para o hospital e, no meio da madrugada, após três horas tentando passar pelo processo de forma natural, falei:

— Tudo bem, não aguento mais, esquece isso.

Recebi anestesia.

Minha amiga chegou na tarde seguinte, quando eu já estava quase totalmente dilatada. Ela tentava me orientar a fazer força, mas eu tinha perdido toda a sensibilidade. Todo mundo dizia:

— Empurra, empurra, tenta empurrar!

Para mim, eu estava fazendo tanta força, que parecia que minha cabeça estava prestes a explodir; porém, essa sensação não aparentava ser equivalente ao que acontecia entre minhas pernas.

Minha amiga começou a conversar com o médico, que também tinha feito o parto do seu último filho (o que deslizou feito um tobogã em uma colina cheia de neve). Ela disse:

— Ah, deixa ela tentar mais uma vez, só mais uma vez!

Mas meu bebê estava em sofrimento, e o monitor apitava loucamente. Alguém em posição de autoridade anunciou:

— Certo, está na hora de todo mundo sair. Vamos colocar essa moça numa maca e vamos para a sala de cirurgia para uma cesárea de emergência.

Como se pode imaginar, a mistura de analgésicos, ocitocina, ansiedade e falta de sono não criou uma experiência transcendental de parto. Quando a cesárea terminou, meu corpo inteiro tremia e eu tinha medo de pegar no meu próprio filho. Àquela altura, tanta gente já havia tocado em mim e no bebê que fiquei me sentindo um fracasso como mãe.

No pós-parto, parte dessa sensação de insuficiência perdurou. Não sabia o que fazer nas semanas seguintes. Então veio o êxodo em massa dos hormônios. E eu chorava sempre que via aquele corte enorme no meu corpo.

Nunca vou me esquecer de como, na maternidade, as mulheres olhavam para o próprio corpo ferido pelo trabalho de parto ou por uma cirurgia e ainda faziam anotações enquanto eram ensinadas a amamentar, além de serem simpáticas com as visitas. Todas ali pareciam em choque por terem leite, ou por não terem, pensando *Ai, meu Deus, meu corpo! O que foi que aconteceu?* Algumas até choravam sem motivo — e isso mostra como os hormônios são poderosos. Nada na minha vida foi tão extraordinário quanto a experiência de dar à luz.

Acho que faz bem pensar nas mudanças da menopausa como parte de uma questão maior referente a como cuidamos de nós mesmas ao longo das muitas transformações pelas quais passamos ao longo da vida. A Dra. Mary Claire me deu o seguinte conselho: "Encare a saúde e os cuidados médicos como uma caixa de ferramentas, que envolve nutrição, atividades físicas, redução do estresse, melhora na qualidade do sono, opções farmacológicas e apoio da comunidade. Aproveite o momento presente e os relacionamentos. Reconheça os desafios inevitáveis da vida, incluindo perdas familiares e desastres naturais. Enquanto tenta equilibrar tudo isso, priorize o autocuidado com foco na saúde mental, emocional e física. A menopausa é inevitável, e se preparar para ela é essencial."

Talvez a disposição de ser vista como chata seja algo necessário para passar por essa fase da vida de forma confortável. O corpo da mulher aguenta muita coisa. Se nos queixamos de desconforto, os médicos devem nos ajudar em vez de nos ignorar. Pode ser difícil assumir um posicionamento, ainda mais depois de passar a vida inteira ouvindo que devemos aguentar o tranco e ser agradáveis. Além disso, consultas médicas podem ser estressantes! Já perdi a conta de quantas mulheres me contaram que foram fazer o check-up anual prontas para finalmente receber ajuda, mas acabaram esquecendo tudo o que tinham para dizer no instante em que deitaram na maca, até mesmo a pergunta: "Andei lendo sobre a menopausa. Podemos falar sobre reposição hormonal?"

"Quem diria que falar 'Quero conversar sobre isso' seria algo tão difícil de fazer, mas é lógico que é", comentou a Dra. Carol Tavris. "O histórico da experiência feminina com a menopausa é não tocar no assunto. A menopausa era algo que fazia a mulher se sentir velha. Há um estigma. Talvez você comentasse algo com suas amigas ou contasse histórias engraçadas sobre ondas de calor terríveis, mas não ia atrás de informações. Hoje as mulheres são mais abertas e reivindicam saber mais. Elas querem respostas e informações, e não têm vergonha de passar pela menopausa. E ficam cada vez mais irritadas conforme vão descobrindo que foram enganadas quanto aos hormônios. Eu e Avrum [Bluming] recebemos mensagens como essas todos os dias: *Estou com tanta raiva por ter passado 10 anos sem passar pela reposição hormonal... Estou com tanta raiva por meu médico se recusar a receitar a terapia de reposição hormonal... Estou com tanta raiva por meu médico não me escutar...* A mensagem mais importante para as mulheres que estão passando pela menopausa agora é: exija que você e seu profissional tenham uma parceria. Estamos falando do seu corpo, da sua saúde, do seu bem-estar e dos seus sintomas. Você tem direito de receber as melhores informações e os melhores cuidados médicos."

Conforme as mulheres se tornam mais assertivas com os profissionais da área da saúde, os médicos são incentivados a ser mais proativos em relação a tratamentos. Fico feliz por ver as coisas se aprimorando desde que tive minhas experiências frustrantes com médicos durante a perimenopausa.

A Dra. Suzanne Gilberg-Lenz me disse que a abordagem das mulheres acerca da saúde na meia-idade tem mudado. "Muitas pacientes bem mais jovens me procuram, o que é ótimo. Elas dizem: 'Quero já ir me ambientando.'"

Há muitas questões de saúde em que devemos ficar de olho na meia-idade. Segundo a Associação Americana de Pessoas Aposentadas, alguns dos problemas mais comuns em indivíduos com cinquenta e poucos anos são pressão e colesterol altos, artrite, osteoporose, câncer, ansiedade e depressão.

A Sociedade Americana do Câncer recomenda que mulheres com um risco médico de câncer de cólon façam exames a cada dez anos, a partir dos 45 anos de idade. E o CDC dos Estados Unidos recomenda tomar as duas doses da vacina de herpes-zóster com um intervalo de alguns meses após os 50 anos. Eu deveria ter tomado, porque recentemente desenvolvi a doença. Por sorte ela foi detectada cedo, e, com o uso de medicamentos, me recuperei em pouco tempo.

Ficar atenta à osteoporose também é essencial. Principalmente se seus pais eram frágeis e sofreram quedas, vale a pena se submeter a um exame de densitometria óssea (que testa a densidade dos ossos) para analisar a composição de seus ossos, gordura e musculatura. O paciente se deita em uma mesa, e uma máquina passa algumas vezes por cima do seu corpo tirando raio-X. Demora uns 12 minutos. Isso é algo que estou planejando fazer, apesar de detestar tomografias desde que precisei me submeter a uma para investigar enxaquecas. Fico nervosa! Mas pretendo fazer esse exame e outro de neuroimagem por conta da pesquisa da Dra. Lisa Mosconi.

É importante termos as informações necessárias para saber a que precisamos ou não nos atentar. Doenças cardiovasculares são a principal causa da morte de mulheres, mas tendemos a nos preocupar mais com câncer do que com o coração, porque o câncer de mama parece mais assustador e é muito divulgado. A boa notícia, segundo o Dr. Avrum Bluming, é que, "entre os milhares de mulheres que desenvolvem alguma forma dessa doença, cerca de 90% estão em remissão após cinco anos, e, no caso daquelas em que o câncer de mama em estágio inicial não atingiu outras partes do corpo — a grande maioria dos casos —, 98% estão livres da doença depois de cinco anos."

Com o que mais devemos nos preocupar? A Dra. Stacy Lindau diz: "Especialmente no caso de mulheres com histórico de câncer, dor intensa durante relações sexuais (não do tipo que acontece na região da abertura, mas uma dor profunda) é um sintoma que não deve ser ignorado. Sangramentos depois da menopausa também não deve ser ignorado em hipótese alguma. Essas duas questões devem ser avaliadas com uma ultrassonografia transvaginal e talvez uma biópsia endometrial."

Quando tive um sangramento após a menopausa, fui informada de que, na grande maioria dos casos, a causa é algo simples e com tratamento, mas que é importante iniciar uma investigação, pois o sangramento ou a dor intensa podem indicar câncer no colo do útero.

Obedientemente, fui fazer minha ultrassonografia e a biópsia. Os exames mostraram um espessamento do endométrio, mas nada preocupante. O médico me disse que o sangramento devia estar acontecendo por eu ter mudado a dose de estrogênio e trocado os comprimidos pelo gel. Com o tempo, passou. Fiquei aliviada por ter feito os exames e o médico ter me atendido bem.

A Dra. Sharon Malone disse: "Espero que a próxima geração de mulheres seja menos tolerante quanto às posturas atuais em relação à saúde feminina e estejam prontas para gritar a plenos pulmões: 'Não toleraremos isso. Então vocês precisam descobrir o que está acontecendo.' É esse o ímpeto por trás do meu ativismo hoje. Meu desejo é que um movimento pequeno acenda uma centelha, para que as mulheres aprendam a se defender. Só quero que elas entendam que têm opções, saibam quais são e como usá-las. Quero que tenham acesso às melhores informações com base científica, para que possam tomar as melhores decisões para si mesmas. É só isso que quero. E sei que, quando bem-informadas, as mulheres são mais do que capazes de fazer boas escolhas."

Sei que encontrar o médico certo não é fácil, especialmente considerando limitações de planos de saúde e horários disponíveis, mas, quando você encontrar um profissional com quem conseguir conversar de verdade, tudo vai mudar.

Um roteiro para conversar com seu médico

A Dra. Somi Javaid me disse: "Muitas pessoas me perguntam: 'Como faço para que meu médico me escute?' E aqui está a minha resposta: a maioria deles, inclusive eu mesma, tem a melhor das intenções. Mas trabalhamos em um sistema de saúde extremamente precário.

"Espera-se que um clínico faça em 8 horas aquilo que qualquer ser humano levaria mais de 27. Então, quando as pessoas questionam 'Por que meu médico não retornou meu contato? Por que ele não olhou o resultado dos meus exames? Não pode me explicar isso pelo telefone? Por que não entrou em contato com meu oncologista?', lembre-se de que ele está atendendo a um paciente diferente a cada 7-15 minutos.

"Se pararmos para pensar, na ginecologia ainda precisamos que você tire a roupa. Saímos da sala para um pouco de privacidade, fazemos o exame, e então colocamos todas as informações no computador e pedimos mais exames. É uma tarefa impossível. Estamos fadados ao fracasso. É por isso que cada vez mais médicos abandonam a área.

"Teremos uma escassez de ginecologistas, assim como temos um número recorde de mulheres entrando na menopausa. Sendo assim, digo para as pacientes: 'Talvez seu médico atual não tenha se informado ou não trabalhe em um sistema que o permita praticar a medicina que gostaria. Você precisa procurar alguém com especialização e tempo'."

Uma forma de encontrar um especialista em menopausa, é se informar com amigas que tiveram boas experiências com profissionais médicos, consultar o catálogo do seu plano de saúde ou se informar sobre os serviços públicos da sua cidade.

Após achar um médico que preste atenção em você, explique seu caso. Sempre ouvimos que precisamos nos comunicar, mas isso é mais fácil na teoria do que na prática. Você leu minha história neste livro. Fiz algumas coisas certas, e muitas erradas. Porém finalmente entendi que, para suprir minhas necessidades, preciso me preparar. O que aprendi sobre falar com médicos: não desperdice tempo. Chegue com informações sobre seu corpo e com perguntas. Aqui vão alguns assuntos sobre os quais refletir antes de uma consulta médica:

1. Como estão as coisas lá embaixo

Caso sua menstruação tenha parado, observe quaisquer alterações em corrimentos, na umidade, em odores ou sensações. Se ainda estiver menstruando, faça tudo isso, mas também use um aplicativo ou calendário para registrar seus ciclos nos meses que antecedem o check-up anual. Leve essas informações com você.

A Dra. Kelly Casperson nos orienta a refletir: "Você notou, depois de cerca de dez dias, se teve uma miniTPM na época da ovulação? Ou se a TPM que antes durava dois dias, agora dura 14? Ou que ela dura quarenta dias agora que a menstruação não vem todo mês e o ciclo dura sessenta?"

O ideal é que você tenha notado padrões que consiga compartilhar. ("Passo o dia todo chorando na véspera de ficar menstruada." "Quebro coisas na semana antes da minha menstruação." "Meu último ciclo foi em abril. Só tive alguns dias de borra depois disso.")

2. Você tem o resultado de algum exame recente?

Tenha em mente a data de sua última mamografia e do Papanicolau, além dos resultados. Apresente também quaisquer exames de sangue que tenham deixado você com alguma dúvida.

3. Algum desconforto ou sintoma estranho?

Compartilhe seus sintomas, mesmo que não pareçam ginecológicos. Você teve suores noturnos, dores de cabeça, inchaço, mudanças de humor, pele seca...?

4. Saúde sexual

Exponha suas preocupações sexuais. Você sente dor durante as relações? A libido está mais ou menos elevada do que gostaria?

5. Métodos contraceptivos

Que métodos contraceptivos você usa, caso seja sexualmente ativa e ainda menstrue? Sim, a fertilidade diminui bastante depois dos 35 anos, e as chances de uma gravidez natural após os 40 são baixas, mas elas existem.

6. Dieta e medicamentos

Liste as vitaminas, os suplementos e os medicamentos que você usa, e o que gostaria de parar de usar, mudar ou começar a usar. Caso queira mais informações sobre a terapia de reposição hormonal, diga: "Andei lendo sobre a terapia hormonal e quero saber se você acha que isso poderia me ajudar com..."

Sinais de alerta

Por fim, aqui vão alguns sinais de que talvez seja necessário encontrar outro médico:

1. O profissional não disponibiliza nem os dez minutos que seriam necessários para as perguntas básicas.
2. Ele é breve ou pede provas de que você está sofrendo o suficiente para merecer tratamento.
3. Sem checar suas indicações, ele diz que hormônios são perigosos (o que indica que não está acompanhando as pesquisas mais recentes). Talvez seja interessante recomendar a ele que se atualize, mas, se isso não ajudar, procure outro médico!

CAPÍTULO DEZESSETE

QUASE BEM

"Alguns anos são de perguntas, e outros são de respostas", disse Zora Neale Hurston. Eu e todas as minhas amigas já tivemos anos de confiança e anos de confusão, anos em que tínhamos certeza de nossos caminhos e anos em que não tínhamos a menor ideia do próximo passo.

A meia-idade pode ser uma fase bem complicada. Muitas mulheres perdem pais, encaram problemas com os filhos ou passam por dificuldades em relacionamentos (ou sozinhas). Tudo isso já seria difícil o suficiente sem os sintomas físicos e emocionais no caminho. Espero que este livro ajude qualquer pessoa que esteja tentando lidar com esse momento e transformá-lo em uma época de libertação, e não apenas de desafios. Na menopausa, muitas coisas ficaram mais claras para mim sobre as minhas prioridades e os meus objetivos. Tenho a sorte de ter duas avós vivas. Uma tem 101 anos, e a outra, 99. Então, se Deus quiser, vivi apenas metade da minha vida até agora; ainda tenho muito o que aproveitar. Tomara!

"Há certa paz em saber que já passamos por isso e que os sintomas se acalmaram", disse Mariella Frostrup quando perguntei o que deveríamos esperar do futuro. "E também em estarmos cercadas por mulheres que conhecemos há muitos anos. Quando chegamos a essa idade, as amizades entre mulheres realmente se tornam um superpoder. Precisamos dizer isso para as nossas filhas, para que cresçam valorizando essas relações."

Ela tem razão. Quando estou com amigas próximas, me sinto repleta de amor. Nada me deixa mais com o pé no chão do que as mulheres com quem cresci, com quem chorei e compartilhei minha vida por duas, três ou até quatro décadas. Tenho muito orgulho das minhas amizades antigas, de termos permanecido unidas, mesmo com as pressões do trabalho, da família, dos nossos pais e da saúde deles. Elas me ajudaram a abrir o coração. Eu não era capaz de fazer isso quando era mais nova.

Chip Conley me disse: "A curva em U da pesquisa da felicidade mostra que o ponto baixo da satisfação da vida adulta acontece entre os 45 e 50 anos. Há vários motivos para isso: decepção com tudo que não foi alcançado, obrigações demais por estar na geração entre dois extremos, problemas de saúde que começam a surgir. Mas há uma boa notícia. Essa curva indica que as pessoas se tornam cada vez mais felizes a cada década após os 50. E as pesquisas de Becca Levy, de Yale, revelam que, quando passamos a encarar o envelhecimento como algo positivo, ganhamos 7,5 anos de vida. Então, talvez a meia-idade seja um casulo — uma época de transformação, como a lagarta na jornada para se tornar borboleta. Não uma crise, mas um despertar.

"Este é o momento quando podemos imaginar o que deixaremos para trás", diz Conley. "O caráter de nossos filhos, o livro de memórias que escrevemos, o aluno que fará nosso discurso fúnebre, o parque que existe em nosso bairro porque ajudamos a criá-lo. Legado não é tanto uma questão de ter nosso nome em um prédio, e sim de deixarmos uma parte de nós nas pessoas que tocamos e influenciamos."

Nesse clima pró-envelhecimento, dei uma grande festa no meu aniversário de 50 anos. A sensação que tenho, sabendo como o tempo se torna limitado, é que precisamos continuar criando boas memórias. Quando compreendemos que o futuro é cada vez menor, por que não aproveitamos o momento e fazemos de tudo para tornar o restante incrível? Éramos 45 pessoas — família, amigos que tenho há mais de trinta anos, e alguns novos também. Comemos muito bem e ouvimos músicas maravilhosas.

Alguns dos convidados eram amigos que fiz quando meus filhos eram pequenos. Não é interessante como tendemos a fazer nossas amizades mais próximas em épocas complicadas – por exemplo, quando as crianças estão na pré-escola ou antes, quando mais precisamos de informações? *Eles estão dormindo a noite toda? Você vai colocá-los na creche? Ainda está amamentando?*

Talvez as mulheres se encontrem sempre em um momento de necessidade, quando ansiamos por uma comunidade que nos apoie em tempos novos e difíceis. Também fiz várias amigas no período de menopausa, apesar de achar que seria impossível aumentar minha lista de amigos próximos.

Uma das minhas amigas mais poéticas, Ali, me disse pensar que o medo cultural de mulheres na menopausa é, no fundo, um medo de "mulheres que deixaram de ser maleáveis, de se preocupar com a opinião dos outros. Elas estão se reencontrando".

Outra amiga falou: "A menopausa pode ser a 'puberdade ao contrário', mas a esperança é que, a essa altura, exista certa compreensão de que nosso humor seja uma consequência bem-vinda de experiências de vida."

Notei que até a maneira como mulheres da minha idade andam pela rua é diferente. Com vinte e poucos anos, muitas temiam predadores e se sentiam como presas. Quando estamos cientes de que somos o foco das atenções, nos encolhemos e não ocupamos tantos espaços. Agora, eu e minhas amigas andamos com confiança, não temos vergonha.

A ativista e escritora Jodie Patterson disse que um casamento ruim a impediu de entender como sua saúde afetava a maneira como ela se portava no mundo, mas tudo isso mudou: "Hoje, eu sei que a menopausa é um fator importantíssimo no jeito como vivo e interajo com as pessoas. Os números não mentem: 1 em cada 3 mulheres de 45 a 54 anos já recebeu um diagnóstico errado durante essa fase. Mulheres negras chegam à menopausa 8,5 meses antes que mulheres brancas e apresentam sintomas piores, porém têm menos chance de receber tratamento. A pergunta que faço agora é a seguinte: E se finalmente nos tornássemos livres? Livres da desinformação. Livres da vergonha do próprio corpo e da culpa. Livres da invisibilidade... Amo esta fase da minha vida. Encontrei médicos que cuidam de mim e são especializados naquilo que estou passando. Durmo melhor, mudei a alimentação, tomo estrogênio, progesterona e testosterona. Presto atenção no meu corpo e sempre faço ajustes para lidar com as mudanças constantes. Eu me tornei melhor, e não amargurada."

As coisas estão mudando. As pessoas compartilham mais informações. O estigma que cerca a menopausa está desaparecendo. Somos a última geração, creio eu, tão desprovida de explicações. Com sorte, nossa luta gerou transformações significativas para que tudo seja mais fácil para as nossas filhas.

A Dra. Mary Claire me disse: "Algumas das melhores pesquisas sendo publicadas no momento pensam em formas de aumentar a vida dos ovários, porque eles envelhecem duas vezes mais rápido do que qualquer outro órgão no corpo. Nossos óvulos acabam aos 50 ou 51 anos, e então somos obrigadas a passar o resto da vida sem as vantagens de hormônios sexuais. Fingir que isso não afetará drasticamente nossa saúde e nossa vida é ingenuidade."

Desde a minha festa de aniversário de 50 anos, eu e minhas amigas aceitamos que somos mulheres mais velhas; para muitas de nós, essa idade é melhor do que fomos levadas a acreditar. Com certeza, em muitos sentidos, é melhor do que todas as idades que já tive. Vamos aproveitar!

Algumas de vocês podem *estar passando por esse momento* agora. Também converso cada vez mais com mulheres mais novas, que ainda não estão nessa fase, mas querem se preparar. Digo a elas que tenho uma lista de cinco coisas importantes que as ajudará:

MESTRES: encontre pessoas em quem você confia.

TEMPO: atente a ele, mas não se permita ser motivada pelo medo.

CARINHO: seja gentil consigo mesma e com os outros.

TRIBO: cerque-se de uma boa comunidade.

VERDADE: busque a verdade em si mesma e nos outros.

Com vinte e poucos anos, achamos que somos invencíveis — menos nos momentos quando nos sentimos completamente vulneráveis. Com 30, estamos com pressa — o que estou fazendo, como está a minha carreira, quem é meu companheiro, vou ter filhos? Com 40, começamos a nos sentir mais no controle, mas somos tudo para todo mundo. E, então, aos 50, de repente percebemos que as coisas estão... talvez bem? Ou boas de verdade. Ou pelo menos vão ficar em algum momento.

"Percebi que o egoísmo facilitado ao se abster de responsabilidades domésticas e familiares na maturidade pode ser um superpoder se você investir o tempo que sobra em autocuidado", diz Mariella Frostrup.

Sim, os desafios existem. Por exemplo, nada faz eu me sentir mais irrelevante do que a tecnologia. Quando uma atualização de software aparece, passo uns três dias com vontade de chorar. Porém, quando penso em quanto me senti imprestável ao receber a notícia de que a menopausa se aproximava, não reconheço aquela mulher apavorada. Perdoei o meu corpo. E fiz as pazes com o fato de precisar pedir aos meus filhos para me explicarem os memes e as novas *trends* do momento.

Hoje, olho para trás e penso: *O que estava fazendo? Por que desperdicei tanto tempo preocupada com a opinião dos outros?* Jurei fazer o que parece certo para mim e reconhecer meus talentos sem culpa durante o tempo que me restar.

De novo, Bobbi Brown me inspira. Ela disse que, quando você chega aos 60 anos, passa a querer experimentar de tudo. E por que não? A vantagem de envelhecer é descobrir que não faz tanta diferença assim. Eu costumava ficar preocupada por minha calça estar apertada demais ou por não ter dormido na noite anterior. Agora, simplesmente sigo com a minha vida. Ninguém sabe que estou desconfortável, então vou parar de pensar nisso, beber mais água e seguir com meu dia, e me sentirei melhor amanhã.

"Com essa idade", diz Bobbi, "você consegue aproveitar o que criou e olhar para o seu rosto não como 'Ah, não tenho mais a mesma aparência', mas como 'Essa sou eu agora'. Se permanecer ativa, forte e saudável, ainda tem bastante pela frente. Mas, para isso, precisa se cuidar e ser muito positiva na maneira como fala consigo mesma."

Eu concordo. Quero continuar tendo boas experiências e vivendo tudo o que posso. Encontrei propósito ao me cercar de mulheres que exigem a verdade e também compartilham a própria verdade. São amizades antigas, em que todas estivemos juntas em altos e baixos extremos. É com esses relacionamentos que eu conto.

O autoconhecimento exige muito tempo e esforço. Eu me tornei uma companheira e amiga melhor hoje do que poderia ter sido com 20 ou 30 anos, após admitir quem sou e me permitir ser vulnerável nos meus relacionamentos. Não tenho mais tempo para joguinhos nem para estratégias. Acho que a maioria das mulheres da minha idade se sente assim. Não há tempo a perder.

A menopausa pode ser a verdadeira época da libertação feminina. Se você teve filhos, provavelmente eles estão perto de sair de casa, ou já fizeram isso. O ideal é que você se sinta bem com seu relacionamento amoroso ou tenha reunido forças para ir embora e encontrado paz com um divórcio. Talvez tenha conhecido alguém de quem goste, ou tenha aprendido a ser feliz sozinha. Algumas das mulheres mais felizes que conheço estão passando seus cinquenta anos solteiras e adoram saber que podem fazer o que quiserem, quando quiserem, sem precisar da autorização de ninguém.

Há uma infinidade de recursos que você pode usar na terapia ou pela internet para analisar seus próprios valores (por exemplo, serviço, saúde física, autenticidade) e avaliar se os segue na sua vida. Uma amiga minha é adepta dos questionários de *O poder do propósito*, de Richard Leider. Se começar a explorar essa área, encontrará vários guias e exercícios em potencial para ajudá-la a responder perguntas sobre suas prioridades.

No livro *Find Your Unicorn Space* [Encontre seu espaço unicórnio, em tradução livre], Eve Rodsky nos incentiva a procurar atividades que nos animem fora dos papéis de parceiras, mães e profissionais. "As ferramentas mais antigas do patriarcado giram em torno de controlar a maneira como as mulheres utilizam o próprio tempo. Nós nos tornamos cúmplices da nossa própria opressão, achando que todo o nosso tempo precisa ser dedicado a sermos boas companheiras, mães e profissionais. Quando pergunto 'E seu momento de lazer?', vejo que isso nem faz parte do vocabulário da mulher de meia-idade." As mulheres com quem ela conversou se sentiam culpadas quando dedicavam uma hora para si mesmas.

Como podemos sair do ciclo de mãe, companheira e profissional? Rodsky acredita que existem três princípios que nos permitem manter um interesse consistente em nossas próprias vidas: a curiosidade baseada em valores, o compartilhamento com os outros e a realização (que significa terminar algo para não viver em um "cemitério de sonhos não alcançados").

Os anos depois que os filhos saem de casa nos dão finalmente tempo para nos dedicarmos mais a paixões e hobbies, não importando se isso significar ler cartas de tarô, virar a genealogista da família ou começar a fazer cerâmica. De acordo com Rodsky, o segredo é se concentrar nos seus maiores valores e então encontrar atividades que se alinhem com eles. Minha avó por parte de pai, que joga baralho e bingo enquanto bebe xerez toda noite, parece se divertir à beça na casa de repouso.

Bobbi Brown me disse: "Um dia, alguns anos atrás, estava me sentindo mal porque todo mundo que eu conhecia tinha um hobby. As pessoas jogavam golfe, jogavam tênis, iam ao teatro, saíam para almoçar com as amigas. E eu só gostava de trabalhar. Mas então eu parei de trabalhar. Falei: 'Tudo bem, Bobbi. Feche os olhos. O que seria divertido?' Sempre fui aquela pessoa que em todo casamento ou Bar Mitzvá dançava horrores, bebia um drinque e não saía mais da pista. Vou encontrar alguém que dance comigo. Então arrumei um professor de hip-hop. É incrível."

Percebi que eu era igual à Bobbi Brown antes de ela começar a dançar. Minha vida era meu trabalho e minha família, frequentemente não sabendo o que falar em eventos de divulgação ou me perguntando o que fazer com a minha papada. Rodsky me incentivou a determinar meus valores principais além de família, amigos e saúde.

Eu respondi: autenticidade, curiosidade e necessidade de compartilhar para criar uma comunidade ou conexões.

Rodsky disse: "Arrume alguém que fique no seu pé para ajudá-la e se questione: 'Eu me senti curiosa nesta semana? Se a resposta for *sim*, pratiquei meu senso de comunidade? Estou me referindo a mim como a 'mãe do Zach' ou fui verdadeiramente eu mesma? Tive a oportunidade de querer aprender algo nesta semana? Tive a chance de sentir uma conexão verdadeira?'"

Talvez você conheça bem o luto, mas o ideal é que tenha encontrado uma comunidade para ajudá-la a passar por esses momentos intensos. Provavelmente não se sente mais tão frenética para conquistar as coisas quanto se sentia na juventude, sem saber o que ainda estava por vir. A melhor parte é: você já deu com a cara no chão várias vezes a esta altura. A quantidade de humilhações que aguentamos até aqui faz com que nos tornemos mais humildes e mais conscientes de nossos dons e limitações. Acreditamos que as coisas vão melhorar.

Passei muito tempo da minha vida achando que não era inteligente o suficiente. Aprendi tudo na prática e finalmente entendi que o aprendizado real não se consegue apenas em faculdades renomadas. Ele vem de cair e se levantar 1 milhão de vezes.

Assumir quem você é vem com a experiência, com tempo de vida. Ainda estou trabalhando nisso. Mas vou parar de pedir desculpas. Cansei de me preocupar e de me diminuir, ou de deixar a insegurança me limitar. Tenho muito para fazer. E muito para aproveitar. Há liberdade depois do turbilhão de problemas físicos e dos desafios para a autoestima.

A Dra. Jen Gunter é defensora da "hipótese da avó", a ideia de que a evolução fez as mulheres viverem tantos anos mais do que a própria fertilidade porque elas são extremamente úteis para a comunidade, em especial para os próprios filhos com descendentes. Ela me explicou: "Na faculdade de medicina, aprendi que a menopausa era uma doença. Mas a hipótese da avó é a ideia de que as mulheres de fato têm uma vida pós-reprodutiva muito valiosa. Qualquer um que já tenha tido um filho pequeno e recebido ajuda entende o valor de ter alguém que sabe o que está fazendo por perto. Pesquisas mostram que as pessoas são mais propensas a ter mais filhos quando moram perto da mãe."

Algumas mulheres na menopausa encontrarão propósito em cuidar da família, outras em abrir uma empresa, em viajar pelo mundo ou em se tornar mentoras de jovens. Muitas passaram a vida inteira trabalhando e agora ocupam cargos de gestão.

Toda mulher precisará entender o que essa transição significa para ela. Comecei a questionar: e se a menopausa existir para nos afastar de nossa versão anterior? É uma transição – você precisa deixar para trás a pessoa que foi, alguém que o mundo considerava jovem e que talvez pudesse engravidar, alguém com muito mais tempo pela frente do que para trás. Talvez não seja um mar de rosas, mas precisamos aceitar essa nova pessoa, esse eu atual.

A Dra. Carol Tavris me contou que a antropóloga Margaret Mead, em vez de lamentar a "mudança da vida" como uma fase de términos e declínio, comemorava o que chamava de "prazer da menopausa": uma renovação de energia e oportunidades que muitas de nós encontram depois dessa fase da vida. Segundo ela, mulheres cujos filhos cresceram, cujas vidas vão bem e que têm uma boa saúde, verão que os anos após a menopausa são o momento para ter novas experiências, explorar diferentes realidades e expandir a própria visão sem se limitarem pelas exigências da juventude e da beleza.

A Dra. Tavris concorda. "Partindo do princípio de que uma mulher não esteja sofrendo de sintomas que afetem sua qualidade de vida, os anos após a menopausa sem dúvida podem ser uma época de olhar para o mundo. Então, resolva esses problemas e se jogue! As mulheres podem usar sua energia e seu potencial imensos para aproveitar o máximo da própria vida e da vida dos outros na sociedade."

Fizemos o que era esperado de nós. Algumas não realizaram todos os sonhos e planos, mas talvez tenhamos aprendido a ficar em paz com aquilo que temos. Acredito que isso venha com o tempo, e é bom se sentir assim. Eu trocaria o caos dos meus 20 e 30 anos pela vida que tenho aos 50 sem nem pestanejar. Sou mais destemida, mais presente, mais disposta a aproveitar o momento. Obrigada por me acompanhar nesta jornada rumo a uma fase de alegria, prazer e significado. E, por favor, se cuide – e lembre-se: você merece tudo de melhor!

AGRADECIMENTOS

Obrigada, em primeiro lugar, às minhas avós (elas provam como a vida pode ser recompensadora após a meia-idade) por todas as histórias inspiradoras que compartilharam comigo ao longo dos anos.

Eu não poderia ter escrito este livro sem um exército de pessoas incríveis, começando pela minha maravilhosa agente literária, Cait Hoyt. Gostaria de agradecer ao meu empresário, Jason Weinberg; ao meu parceiro de aventuras, Jason de Beer; e ao meu assistente, Daniel Krane – que agora sabem bem mais sobre menopausa do que poderiam imaginar!

Sou grata à minha equipe por me apresentar à editora e à colaboradora certas. Obrigada à Ada Calhoun pelas tantas horas de trabalho, pela atenção aos detalhes e pela capacidade de capturar minha voz e ao mesmo tempo me fazer soar mil vezes melhor.

E à minha editora incrível, Gillian Blake, por sua dedicação e seu trabalho duro, assim como à toda a equipe da Crown. A todo mundo, desde o designer Chris Brand, que deu formas incríveis às minhas ideias para a capa, às revisoras Terry Deal e Susan M. S. Brown, e à assistente editorial Amy Li, com quem adorei trabalhar. Obrigada também às cuidadosas verificadoras de fatos, Rachel Stone e Hilary McClellen.

Obrigada a todos os médicos que disponibilizaram seu tempo porque se importam com a gente e compartilham do mesmo objetivo que eu — ver nossa comunidade florescer e acalmar as águas da desinformação. Em especial, quero agradecer ao Dr. Avrum Bluming e às doutoras Mary Claire Haver, Somi Javaid, Sharon Malone, JoAnn Manson, Rachel Rubin, Rocio Salas-Whalen e Carol Tavris por cederem seus conhecimentos e revisarem capítulos deste livro.

Agradeço à minha equipe incrível na Stripes Beauty, com a qual aprendi muito sobre como é importante para nós, mulheres, nos sentirmos vistas, ouvidas e hidratadas.

Meus amigos e minha família foram uns santos durante todo o processo. Tenho certeza de que enlouqueci todo mundo procurando histórias sobre menopausa e neuroticamente perguntando o que achavam das minhas. Obrigada à minha afilhada, Stella Baker, que até trabalhou como minha assistente por um tempo.

Minha mãe continua me inspirando com sua sagacidade, coragem e força.

Billy: obrigada pela sua gentileza e compreensão e por generosamente permitir que eu contasse histórias íntimas neste livro. Você é minha outra metade carinhosa, calma e sábia. Sua compaixão e curiosidade me ajudaram demais no meu caminho em busca de cura e crescimento. Você é a minha melhor escolha, depois da maternidade.

Obrigada a Liev pelos filhos mais lindos e por me aguentar naqueles anos difíceis de problemas de fertilidade misturados com os altos e baixos da perimenopausa.

Para Sasha e Kai: obrigada por me testarem e por me ajudarem a crescer a cada passo do caminho! Tudo isso me ajudou a me entender melhor e a encontrar propósito. Nada é mais lindo do que ver vocês se tornando quem são.

Por fim, obrigada a toda a comunidade de mulheres que se dispuseram a compartilhar suas histórias e a ajudar umas às outras neste momento de grandes desafios e de uma esperança maior ainda.

GUIA DE ESPECIALISTAS

Tantos médicos e especialistas me ajudaram a entender a menopausa! Aqui vão alguns que acho que você deveria procurar como parte da sua própria pesquisa:

Alisa Volkman, presidente e fundadora da The Swell
Dra. Aliza Pressman, psicóloga do desenvolvimento e apresentadora do podcast Raising Good Humans
Dra. Alyssa Dweck, ginecologista especializada em menopausa e autora de *The Complete A to Z for Your V*
Amanda Thebe, especialista em preparo físico e autora de *Menopocalypse*
Dra. Amy Wechsler, dermatologista
Arthur Brooks, cientista social, colunista e autor de *Cada vez mais forte: Como encontrar sucesso, felicidade e propósito na segunda metade da vida*
Dra. Asima Ahmad, ginecologista e endocrinologista especializada em reprodução
Dr. Avrum Bluming, oncologista e coautor de *Estrogen Matters*
Bobbi Brown, fundadora da Jones Road Beauty e da Bobbi Brown Cosmetics
Dra. Carol Tavris, psicóloga social, feminista e coautora de *Estrogen Matters*
Chip Conley, fundador da Modern Elder Academy e autor de *Learning to Love Midlife*
Cindy Eckert, empreendedora e líder farmacêutica
Dan Harris, autor de *10% mais feliz* e apresentador do podcast Ten Percent Happier
Dra. Dendy Engelman, dermatologista e cirurgiã micrográfica de Mohs
Elise Loehnen, escritora e apresentadora do podcast *Pulling the Thread*
Dra. Ellen Vora, psiquiatra e autora de *Ansioso, e agora?*

Dra. Emily Morse, terapeuta sexual, apresentadora do podcast Sex with Emily e autora de *Smart Sex*

Emily Nagoski, educadora sexual e de estresse; autora de *A revolução do prazer: como a ciência pode levar você ao orgasmo* e *Burnout: o segredo para romper com o ciclo de estresse*

Eve Rodsky, autora de *O método Fair Play para divisão de tarefas domésticas* e *Find Your Unicorn Space*

Dra. Glynis Ablon, dermatologista estética e professora universitária

Dra. Heidi Flagg, ginecologista e especialista em saúde da mulher

Dra. Jayne Morgan, cardiologista especializada em saúde da mulher

Dra. Jen Gunter, ginecologista e autora de *The Menopause Manifesto* e *The Vagina Bible*

Dra. Jennifer Garrison, especialista em longevidade reprodutiva e saúde da mulher

J.J. Martin, criadora de conteúdo, ativadora de alegria e presidente espiritual do La DoubleJ

Dra. JoAnn E. Manson, endocrinologista especializada em saúde da mulher e professora universitária

Kathryn Schubert, presidente da Society for Women's Health Research

Dra. Kelly Casperson, urologista, podcaster e autora de *You Are Not Broken*

Dra. Kin Yuen, especialista em sono e professora universitária de ciências do comportamento

Latham Thomas, empreendedora, autora e professora universitária de estudos de gênero e sexualidade

Laura Brown, jornalista e personalidade de mídia

Lauren Roxburgh, escritora, educadora de bem-estar e especialista em ouvir as necessidades dos nossos corpos

Dra. Laurie Mintz, psicóloga, terapeuta sexual e autora de *A Tired Woman's Guide to Passionate Sex*

Dra. Leah Millheiser, ginecologista especializada em bem-estar sexual

Dra. Lisa Mosconi, neurocientista, educadora e autora de *O cérebro e a menopausa: A nova ciência revolucionária que está mudando como entendemos a menopausa* e *The XX Brain*

Lynn Harris, jornalista, escritora e comediante

Mariella Frostrup, jornalista britânica e coautora de *Cracking the Menopause*

Marissa Nelson, terapeuta de casais, terapeuta sexual e educadora

Dra. Mary Claire Haver, ginecologista especializada em medicina culinária e autora de *The New Menopause* e *The Galveston Diet*

Minaa B., assistente social, educadora de saúde mental e autora de *Owning Our Struggles*

Dr. Mohit Khera, professora universitária de urologia, especialista em medicina sexual e escritora

Dr. Peter Attia, médico e autor de *Outlive: A arte e a ciência de viver mais e melhor*

Dra. Rachel Rubin, urologista especializada em medicina sexual
Dra. Rebecca Nelken, ginecologista especializada em medicina pélvica feminina e cirurgiã reconstrutiva
Dra. Robin Noble, ginecologista e diretora médica
Dra. Rocio Salas-Whalen, endocrinologista
Dra. Sharon Malone, ginecologista especializada em saúde da mulher e autora de *Grown Woman Talk*
Dra. Sharon Parish, especialista em medicina comportamental e bem-estar sexual
Dra. Shelby Harris, especialista em sono e autora de *The Women's Guide to Overcoming Insomnia*
Dra. Somi Javaid, ginecologista especializada em saúde sexual e menopausa; fundadora da HerMD
Dra. Staci Gruber, neurocientista cognitiva e clínica
Dra. Stacy Lindau, ginecologista especializada em saúde da mulher
Stacy London, estilista
Dra. Suzanne Gilberg-Lenz, ginecologista e autora de *Menopause Bootcamp*
Dra. Suzanne Steinbaum, cardiologista especializada em saúde da mulher
Dra. Suzie Bertisch, diretora clínica de medicina comportamental do sono e professora-assistente
Tamsen Fadal, ativista da menopausa, jornalista, autora e podcaster
Dra. Wednesday Martin, cientista social e autora de *Untrue*

NOTAS

Introdução: O que é a menopausa?

16 **"menopausa" foi cunhado:** Charles-Pierre-Louis de Gardanne, *De la menopause ou de l'âge critique des femmes*. Lausanne: MéquignonMarvais, p. 1821.

19 **2 milhões de mulheres norte-americanas:** Sharon Malone, *Grown Woman Talk: Your Guide to Getting and Staying Healthy*. Nova York: Crown, 2024, p. 245.

Capítulo Um: Zona de desconforto

32 **diminui o risco em 50% a 60%:** Jasmine Tan-Kim, Nemi M. Shah, Duy Do, e Shawn A. Menefee, "Efficacy of Vaginal Estrogen for Recurrent Urinary Tract Infection Prevention in Hypoestrogenic Women", *American Journal of Obstetrics & Gynecology*, agosto de 2023, vol. 229, Iss. 2, p. 143.

Capítulo Dois: Minha história de infertilidade

40 **o risco de abortos espontâneos é de 1 a cada 5:** "Miscarriage", *Mayo Clinic*, Mayo Foundation for Medical Education and Research, setembro de 2023, mayoclinic.org/diseases-conditions/pregnancy-loss-miscarriage/symptoms-causes/syc-20354298.

41 **uma mulher de 25 anos geralmente tem 3,0 nanogramas:** "AntiMullerian Hormone (AMH) Test: Purpose, Levels & Results", *Cleveland Clinic*, julho de 2022, my.clevelandclinic.org/health/diagnostics/22681-anti-mullerian-hormone-test.

Capítulo Três: Vagina de honra

61 **Índice da Função Sexual Feminina:** "Female Sexual Function Index Questionnaire", em S. D. Reed, K. A. Guthrie, H. Joffe, J. L. Shifren, R. A. Seguin e E. W. Freeman, "Sexual Function in Nondepressed Women Using Escitalopram for Vasomotor Symptoms: A Randomized Controlled Trial", *Obstetrics and Gynecology,* março de 2012, vol. 119, pp. 527–38.

61 **"a frequência de eventos sexuais satisfatórios":** Susan R. Davis, Rodney Baber, Nicholas Panay, Johannes Bitzer, Sonia Cerdas Perez, Rakibul M. Islam, Andrew M. Kaunitz, Sheryl A. Kingsberg, Irene Lambrinoudaki, James Liu, Sharon J. Parish, JoAnn Pinkerton, Janice Rymer, James A. Simon, Linda Vignozzi, Margaret E. Wierman, "Global Consensus Position Statement on the Use os Testosterone Therapy for Women", *Maturitas,* setembro de 2019, vol. 128, pp. 89–93, doi.org/10.1016/j.maturitas.2019.07.001.

Capítulo Seis: Reposição hormonal faz mal?

98 **a terapia de reposição hormonal multiplica seu risco em cerca de 1,6%:** Dominic J. Cirillo, BS; Robert B. Wallace, Rebecca J. Rodabough, et al., "Effect of Estrogen Therapy on Gallbladder Disease", *JAMA,* janeiro de 2005, jamanetwork.com/journals/jama/fullarticle/200193.

Capítulo Sete: E se eu quiser tomar hormônios, como devo fazer?

109 **afeta uma enzima que inibe o medicamento:** "Grapefruit Juice and Some Drugs Don't Mix", FDA.gov, fda.gov/consumers/consumer-updates/grapefruit-juice-and-some-drugs-dont-mix.

Capítulo Onze: Segredos do closet

162 **moda na meia-idade:** Vanessa Friedman, "How Do I Dress for My Menopause Belly and Mood?", *The New York Times,* 19 de fevereiro de 2024.

Capítulo Doze: Menochefe

175 **Aproximadamente 75% das mulheres com idade entre 45 e 55 anos têm um trabalho formal:** "Labor Force Participation Rate for Women Highest in the District of Columbia in 2022", *US Bureau of Labor Statistics,* 7 de março de 2023, bls.gov/opub/ted/2023/labor-force-participation-rate-for-women-highest-in-the-district-of-columbia-in-2022.htm.

Capítulo Quinze: O que é "família" hoje em dia?

208 **cerca de dois terços dos cuidados com familiares:** "Women and Caregiving: Facts and Figures", National Center on Caregiving at Family Caregiver Alliance, www.caregiver.org/resource/women-and-caregiving-facts-and-figures/.

209 **2 mil exemplos:** Jen Fisher (apresentadora), "Creating Equity at Home and Finding Your Unicorn Space with Eve Rodsky", podcast *WorkWell*, Deloitte, 12 de junho de 2023, deloitte.com/content/dam/Deloitte/us/Documents/about-deloitte/us-workwell-eve-rodsky.pdf.

Capítulo Dezesseis: Como encontrar o tratamento médico ideal

220 **alguns dos problemas mais comuns:** Rachel Nania, "7 Common Health Problems That Can Strike After 50", *AARP*, 18 de maio de 2021, aarp.org/health/conditions--treatments/info-2021/chronic-conditions-after-50.html.

221 **são a principal causa da morte:** "About Women and Heart Disease", CDC, 15 de maio de 2024, cdc.gov/heart-disease/about/women-and-heart-disease.html.

Capítulo Dezessete: Quase bem

230 **o ponto baixo da satisfação da vida adulta:** Nancy L. Galambos, Harvey J. Krahn, Matthew D. Johnson, Margie E. Lachman, "The U Shape of Happiness Across the Life Course: Expanding the Discussion", *Perspectives on Psychological Science*, julho de 2020, pp. 898–912.

230 **7,5 anos de vida:** Caroline Ceniza-Levine, "This Action Can Add 7.5 Years to Your Life Expectancy—3 Ways to Add Career Longevity to Match", *Forbes*, julho de 2022, forbes.com/sites/carolinecenizalevine/2022/07/18/this-action-can-add--75-years-to-your-life-expectancy--3-ways-to-add-career-longevity-to-match/.

1 em cada 3 mulheres: Harris Poll for Kindra (julho de 2023), https://ourkindra.com/blogs/journal/menopause-medical-misdiagnosis.

231 **8,5 meses antes:** S. D. Harlow et al., "Disparities in Reproductive Aging and Midlife Health Between Black and White Women: The Study of Women's Health Across the Nation (SWAN)", *Women's Midlife Health*, vol. 8, Iss. 3 (2022), doi.org/10.1186/s40695-022-00073-y.

232 **óvulos acabam aos 50 ou 51 anos:** Emily Mullin, "The Secrets of Aging Are Hidden in Your Ovaries", *Wired*, maio de 2023, wired.com/story/aging-menopause-longevity/#:~:text=The%20ovary%20is%20a%20time,follicles%20is%20immediate%20and%20unceasing.

236 **"prazer da menopausa":** Nancy C. Lutkehaus, *Margaret Mead: The Making of an American Icon* (Princeton: Princeton University Press), p. 72.

BIBLIOGRAFIA

Se você estiver preparada para se aprofundar na menopausa por conta própria, aqui vão algumas fontes que recomendo como ponto de partida:

BLUMING, Avrum; TAVRIS, Carol. *Estrogen Matters.* Edição atualizada. Nova York: Little, Brown Spark, 2024.

CASPERSON, Kelly. *You Are Not Broken: Stop "Should-ing" All Over Your Sex Life.* Londres: Sheldon Press, 2022.

CONLEY, Chip. *Learning to Love Midlife.* Nova York: Little, Brown Spark, 2024.

DOMINUS, Susan. Women Have Been Misled About Menopause. *The New York Times Magazine,* 1º fev. 2023. Atualizado em 15 jun. 2023. Disponível em: , https://www.nytimes.com/2023/02/01/magazine/menopause-hot-flashes-hormone-therapy.html.

DUNN, Jancee. *O que ninguém conta sobre a menopausa: Um guia para entender e abraçar essa fase da vida.* Rio de Janeiro: Fontanar, 2024.

FROSTRUP, Mariella; SMELLIE, Alice. *Cracking the Menopause.* Londres: Bluebird, 2021.

GUNTER, Jen. *The Menopause Manifesto.* Nova York: Kensington Books, 2021.

________. *The Vagina Bible* Nova York: Kensington Books, 2019.

HAVER, Mary Claire. *The New Menopause.* Nova York: Rodale, 2024.

MALONE, Sharon. *Grown Woman Talk.* Nova York: Crown, 2024.

MOSCONI, Lisa. *O cérebro e a menopausa: a nova ciência revolucionária que está mudando como entendemos a menopausa.* Rio de Janeiro: HarperCollins, 2024.

PETER ATTIA DRIVE. Avrum Bluming, M.D., e Carol Tavris, Ph.D.: Controversial topic affecting all women — the role of hormone replacement therapy through menopause and beyond — the compelling case for long-term HRT and dispelling the myth that it causes breast cancer. *The Peter Attia Drive Podcast*, episódio 42, 25 fev. 2019. Disponível em: https://peterattiamd.com/caroltavris-avrumbluming/

ROWE-HAM, Kate. *Owning Your Menopause.* Londres: YellowKite, 2024.

SNOWDON, Lisa. *Just Getting Started: Lessons in Life, Love and Menopause.* Londres: HarperCollins, 2023.

THEBE, Amanda. *Menopocalypse.* Vancouver: Greystone Books, 2020.

Este livro foi composto na tipografia
Adobe Caslon Pro, em corpo 11,5/15,5, e impresso
em papel off-white no Sistema Cameron da
Divisão Gráfica da Distribuidora Record.